Elogios para Jorge Cruise y *8 Minutos por la Mañana*

"Conozca a Jorge Cruise, el entrenador más popular en la internet, que ya ha extendido su fama en la televisión en inglés y entre famosas estrellas como Oprah y Jennifer López, entre otras".

—Cristina la Revista

"Mediante la red mundial y apariciones en televisión, el experto en adelgazamiento, Jorge Cruise, les manda este mensaje para que los latinos tengan conciencia de lo que es la salud".

—La revista *Estylo*

"Un régimen que promete mejorar tus glúteos haciendo sólo 8 minutos de ejercicios".

—La revista *Latina*

"Jorge Cruise ha creado una maravillosa manera de empezar el día a todo vapor. 8 Minutos por la Mañana es un programa imprescindible para cualquiera que desee bajar de peso y ponerse en forma. ¡Funciona muy bien!"

—Denise Austin, conductora del programa *Daily Workout* de Lifetime TV

"Jorge le muestra cómo obtener grandes resultados en menos tiempo del que se requiere para darse una ducha por la mañana. Si usted ha estado posponiendo iniciar un programa de ejercicios, ya no tiene ningún pretexto".

—Kathy Smith, autora de bestséllers sobre la buena forma física

"La principal excusa para no hacer ejercicio es '¡la falta de tiempo!'. Bueno, pues ahora ya no hay excusa que valga, porque Jorge Cruise cuenta con la solución tanto para la agenda como para el cuerpo: ¡8 Minutos por la Mañana!"

—Tamilee Webb, M.A., estrella de la serie de videocasetes *Buns of Steel*

"¿Qué tan maravilloso es este programa? Jorge tiene un plan increíblemente sencillo que te permitirá bajar de peso y lograr una buena forma física en menos de 10 minutos al día en casa... sin gimnasios, entrenadores personales ni alimentos o suplementos especiales. Si quieres ponerte en forma, tener un cuerpo firme y sentirte mejor contigo mismo —aunque nunca lo hayas logrado antes—, ¡prueba este programa, te lo mereces!"

—**Catherine Cassidy,** editora en jefe de la revista *Prevention*

■

"¡Que viva Jorge! Por fin un experto en adelgazamiento que refuta las ideas falsas sobre la grasa y te muestra cómo ponerte en forma tomando la grasa 'correcta'. Prepárate para estar más delgado y sano".

—**Jade Beutler,** autora de varios libros sobre las grasas y el lino (linaza, *flax*) e investigadora famosa sobre la "grasa"

■

"Si no puedes dedicar 8 minutos de las 24 horas del día a cuidar a la persona más importante en esta Tierra, no eres más que un perezoso. Jorge hará que te levantes y empieces".

—**Jack LaLanne,** "El Padrino de la Buena Forma Física" y el presentador del primer programa de ejercicios emitido por cadena nacional de televisión

■

"Jorge quiere que estés supersano, no solamente superdelgado".

—**Lisa Klugman,** editora en jefe de la revista *Fit*

8 Minutos por la MAÑANA

Una forma sencilla de empezar tu día quemando grasa y eliminando las libras de más

POR JORGE CRUISE

Experto Nº1 en adelgazamiento de más de 3 millones de clientes

Prólogo de Cristina Saralegui

RODALE

© 2002 por Jorge Cruise, Inc.
Todos los derechos de las fotografías de ejercicios están reservados © por Rodale Inc.
Jorge Cruise, 8 Minutos por la Mañana y Engrasa y Adelgaza son marcas registradas de Jorge Cruise, Inc., y no pueden ser utilizadas sin permiso.
La ropa deportiva de Jorge Cruise es cortesía de *Adidas, Ulloa* y *Crunch Fitness*

Impreso en los Estados Unidos de América

Rodale Inc. hace el máximo esfuerzo posible por utilizar papel reciclado ♻ y libre de ácidos ∞ .

Traducción al español: Pilar Muelas
Edición: Abel Delgado
Corrección de estilo: Angelika Scherp
Diseño de la tapa y del interior: Christopher Rhoads
Creación del índice de términos: Janet Perlman

"Exchange Lists for Meal Planning" © 1995, Asociación Estadounidense contra la Diabetes, Inc. y Asociación Dietética de los Estados Unidos. Utilizadas con permiso.

ISBN 1–57954–579–3 rústica

Distribuido en las librerías por St. Martin's Press

2   4   6   8   10   9   7   5   3   rústica

Visítenos en nuestro sitio *web* www.rodalestore.com o llámenos al número gratuito (800) 424-5152.

A dos ángeles muy especiales:

mi madre, Gloria, la estrella resplandeciente en mi cielo. . .

y Heather, mi mejor amiga y alma gemela.

Agradecimientos

En primer lugar quiero darles las gracias a los más de 3 millones (el número sigue creciendo) de ciberclientes que he tenido el privilegio de asesorar. Sin sus comentarios, puntos de vista y apoyo mi programa 8 Minutos por la Mañana no se hubiera convertido en el éxito que hoy es.

Debo darle las gracias a Cristina Saralegui, la mujer que apoyó mi carrera en el mundo de habla hispana. Me invitó a formar parte del Club de la salud en su programa de televisión, y desde entonces ha sido para mí como una segunda mamá. Cristina, me has servido de inspiración y ejemplo de poder de "lo nuestro". ¡Gracias, mamá, por integrarme a tu equipo más intimo, a los gladiadore en los ejércitos de la luz!

A Heather, mi bella esposa y la mujer más increíble que he conocido en mi vida: conocerte cambió mi vida y es para mí un gran privilegio compartir esta sorprendente aventura contigo. Gracias por tu ayuda, inspiración e interminable fuente de amor. Nuestro amor eterno es el centro de mi vida. Para ti, todo mi amor, toda mi vida.

A Jan Miller, mi agente literario, y Michael Broussard, su mano derecha: gracias por hacer realidad la publicación de *8 Minutos por la Mañana*. Deseo seguir colaborando con ustedes durante toda mi vida en la producción de maravillosos libros sobre la pérdida de peso. También quiero darte las gracias de manera especial a ti, Carolyn Rangel, por haberme presentado a Jan. Gracias, Carolyn, por tu fe y amistad.

A Rusty Robertson, mi asesor de mercadeo: gracias por creer en "Jorge" y por tus valiosísimos conocimientos de mercadeo acerca de cómo llegar al mayor número posible de personas. Eres para mí un modelo de honestidad, integridad y pasión.

A Anthony Robbins y Pam Hendrickson, su mano derecha: gracias por su amistad, ayuda e inspiración. Ustedes brindan una extraordinaria fuente de energía positiva en este mundo.

Mi familia: A mi papá y el abuelo: gracias por haberme dado un importantísimo impulso cuando apenas comenzaba. Su apoyo inicial me ayudó a sembrar las semillas que se han convertido en unos robles fuertes e independientes. A mi hermana Marta, por tu continuo amor e inagotable ayuda. A mi abuelita María, por tu devoción de toda la vida: mil besitos. Y por supuesto a mi preciosa mamá, Gloria, por los muchos sacrificios que hizo y que me permitieron llegar adonde estoy ahora.

Muchas gracias a mis amigos, que creyeron en mí: Jason Gregory Smith, Andrew Roorda, Sandi Roorda, Hessel Roorda, Veronique Franceus, Todd Robertson, David Zelcer, Debra Russell, Jennifer Mercurio-Leen, Lisa Druxman, Melissa Johnson, Maggie Barrett, Michael Clark, Dayna Crawford, Valerie Delevante, Jack Williams, el *Learning Annex*, mis hermanos de Sigma Chi, Laura Ries, Jack Kirby, Jeff Kneeland, Edmeé Rivera, Yoly Arocha-Mayor, Luz María Doria, Paola Gaifán, Mari Goicolea, Marco Ávila, Jon Ávila, Beatrice Ramirez, Teresa Ibarra, Bruce Barlean, Jade Beutler, Diane Kennedy, Kathy Smith, Dr. Andrew Weil, Jack y Elaine LaLanne, Denise Austin, Tamilee Webb y Arnold Schwarzenegger.

Un agradecimiento especial a Robert Trachtenberg, Tanya Gill, Lori Jean Swanson y Tressa Lucas por la maravillosa fotografía de la portada.

E infinitas gracias a mis amigos de Rodale: Neil Wertheimer, Stephanie Tade, Amy Rhodes, Jackie Dornblaser, Alisa Bauman, Lisa Andruscavage, Rich Kershner, Jim Gallucci, Daniel MacBride, Chris Rhoads, Mitch Mandel, Cindy Ratzlaff, Mary Lengle, Leslie Schneider, Dana Bacher, Lorraine Rodriguez, Jennifer Kushnier, Abel Delgado, Robin Rinaldi, Janine Slaughter, Heidi Hoyt Wells, Andrea Hall, Cara Hungerford, Linda Rutenbar, Tracey Hambleton, Rose Wagner, Kris Siessmayer, Karen Follweiler, Dawn Traub, Kelly Schmidt, Catherine Cassidy, Barb Newton, Elizabeth Crow, Denise Favorule, Marc Jaffe, Alan Klavans, Camille Johnston, Laura Donaghy, Lisa Dolin, Cynthia Dobson, Ed Fones, Paul Turcotte, David Zinczenko, Rich Alleger, Ardie Rodale, Maria Rodale, Heather Stoneback, Heidi Rodale, Jeanmarie Gelinas, Ben Roter y Steve Murphy. Gracias a todos por su fe inmediata en *8 Minutos por la Mañana*. Son como una segunda familia para mí.

Índice

8 Minutos por la MAÑANA

PRIMERA PARTE: Jorge y tú

Capítulo 1

Capítulo 2

Capítulo 3

SEGUNDA PARTE: Cómo funciona

Capítulo 4

Capítulo 5

Capítulo 6

TERCERA PARTE: El programa

CUARTA PARTE: Recursos

Prólogo

Por Cristina Saralegui, conductora de *El Show de Cristina*, que alcanza a 100 millones de televidentes en todo el mundo

Si a usted le interesó este libro debe ser como yo: un comelón ocupado que vive en la lucha eterna de restarle libras al cuerpo y sumarle horas a la vida. ¿La buena noticia? Tanto usted como yo estamos a minutos de lograrlo.

Descubrí a Jorge Cruise un domingo por la tarde al navegar en mi computadora. Me conquistó con dos palabras clave: tiempo y libras. Estas dos palabras se enfrentan constantemente en mi agenda. Como si al aumentar el número de libras en el cuerpo se redujera el tiempo para bajarlas nuevamente.

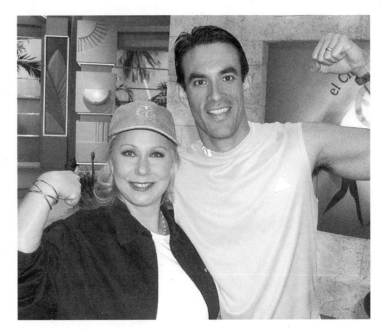

Después de leer que Jorge Cruise era el experto número uno en adelgazamiento para la gente que no tiene tiempo, supe que era uno de los míos. Las tres millones de personas que ha entrenado por Internet bastaron para que yo también "cayera en su red". Su promesa de hacernos bajar de peso en ocho minutos al día, sin sudor, píldoras ni dietas, es tentadora y revolucionaria.

Inmediatamente lo invité a que se uniera al Club de la Salud del Show de Cristina, la serie de programas que realizo mensualmente para la gente que, al igual que yo, siempre tiene problemas de peso. A través de mi programa, de su sitio en la *web* www.jorgecruise.com así como del mío, cristinaonline.com, de *Cristina la Revista* y ahora de este libro, nos está cambiando la vida.

Lo más importante que Jorge Cruise hace es motivar. Nos brinda una ilusión, esa lucecita que nos guiará por el camino de las dietas a veces tan oscuro y complicado.

Este libro hay que devorárselo pero también saborearlo despacio, dejándose inspirar por cada historia e ilustrar por cada punto que explica. Al tenerlo en sus manos en este momento usted ha dado el primer paso para alejarse de un problema y lo llevará, prácticamente de la mano, a una vida mucho más fácil, flaca ¡y feliz! feliz!

Prepárate para empezar

Bienvenido a 8 Minutos por la Mañana, el programa líder de adelgazamiento para la gente que no tiene tiempo. Quiero felicitarte y darte las gracias por haberme elegido como tu entrenador.

¿Qué está a punto de cambiar con tu cuerpo y también en tu interior? ¿Por qué te enviciarás con este programa para toda la vida? Mi filosofía es simple: perder peso no toma mucho tiempo ni es difícil cuando se utilizan técnicas probadas y muy eficaces.

Este programa es el producto del entrenamiento de más de 3 millones de ciberclientes. La información y las historias del éxito que ellos me proporcionaron me sirvieron de base para crearlo específicamente para la gente que sin tener tiempo desea obtener resultados rápidos. Si no quieres pasar horas en el gimnasio pero deseas lucir como si lo hicieras, este programa es para ti. Si no quieres esperar una eternidad para obtener resultados, este programa es para ti.

Te hago la siguiente promesa: sigue mi programa y lograrás sorprendentes resultados en sólo 8 Minutos por la Mañana. Todo lo que necesitas está en estas páginas. Prepárate para una aventura que cambiará tu vida y tu cuerpo para siempre. Espero enterarme pronto de la historia de tu éxito.

Tu entrenador,

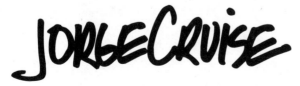

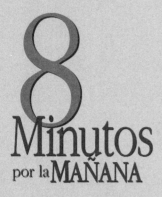

8
Minutos
por la MAÑANA

PRIMERA PARTE

Jorge y tú

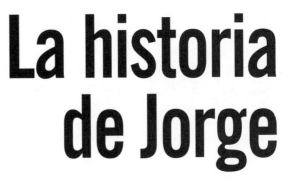

CAPÍTULO 1

La historia de Jorge

El nacimiento de 8 Minutos por la Mañana

No pasa ni un solo día en que no recuerde cómo era mi vida antes de que decidiera cambiar mi cuerpo y hacer de la pérdida de peso una prioridad. Me siento muy agradecido cuando veo cuánto he avanzado. Créeme, es sorprendente lo maravillosa que puede ser la vida cuando uno se siente bien por dentro y por fuera.

Por eso hago lo que hago. Sé que el instrumento más valioso que se puede tener es un cuerpo sano y en buena forma. No importan las riquezas que se tengan; si uno no está sano y en forma, no tiene nada. Por eso me he dedicado a brindar apoyo a los demás proporcionándoles mi programa de ejercicios, el mejor y más eficaz de todos: 8 Minutos por la Mañana.

Al verme en la foto quizá pienses que siempre he estado en buena forma, pero no. Sé bien lo que es sentir vergüenza —y otras cosas mucho peores— a causa del sobrepeso. Lo sé porque lo he vivido. Y mi papá también. Igual que mi hermana y mi abuelo. Todos sufríamos sobrepeso y problemas de salud, pero ahora ya no.

El amor –y mi gordura– entraron por la cocina

Me crié en el sur de California. Mi madre era de la Ciudad de México, mientras que mi padre es de Pensilvania. Tanto a la familia de mi mamá como a la de mi papá les encantaban los alimentos altos en grasa: el queso, la leche, la crema, cualquier cosa frita, las salchichas y la carne de res. . . todo servido en porciones enormes.

Básicamente mi familia se equivocaba en dos creencias clave. En primer lugar, creía que la cantidad de comida que uno consumía expresaba cuánto lo querían. Y puesto que mi mamá y mi abuelita me querían muchísimo, las dos me daban mucho de comer. Mi mamá me preparaba una co-

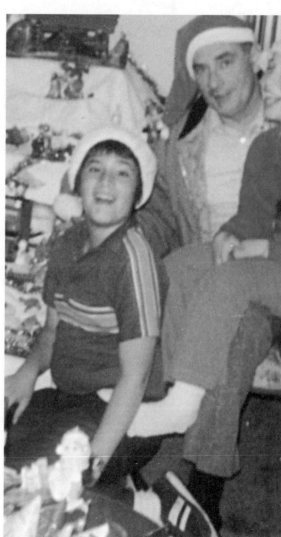

Aquí estoy bien encaminado hacia una vida poco saludable. De no haber cambiado mis hábitos alimenticios fácilmente hubiera llegado a pesar arriba de 200 libras (90 kg).

mida y luego mi abuelita casi siempre me ofrecía otra. Y yo les demostraba mi amor acabándome esas gigantescas porciones. Probablemente comía lo suficiente como para alimentar a tres muchachos. En casa comía unas enormes quesadillas, sándwiches (emparedados) de salchicha de Bolonia (*bologna*) y nachos. Cuando comíamos fuera, normalmente íbamos a restaurantes de comida rápida, donde todas mis porciones eran de tamaño "súper".

Si no me acababa todo lo que había en el plato, mi mamá o mi abuelita lo tomaban como una ofensa personal. No puedo explicar por qué el amor de algún modo se entrecruza tanto con la comida. Quizás en el caso de mi abuela el asunto se remontara a los años de su infancia, cuando era pobre y la comida a veces no les alcanzaba. Puede que quisiera asegurarse de que sus nietos no tuvieran que pasar por una infancia así.

Además, mi familia creía que hacer ejercicio era arduo y tomaba mucho tiempo. Mis padres estaban muy ocupados. Ambos trabajaban 10 horas al día. *Nunca* hacíamos ejercicio. No creo que nadie en mi familia haya pensado nunca que mi aspecto tenía algo de malo. Para mi abuela, la grasa que había sobre mis huesos era un signo de salud, no de debilidad.

Debido a esto, a los 15 años era un desastre físico. Tenía poca energía, dolores de cabeza diarios y un caso grave de asma. Nadie —y mucho menos alguien de mi familia— sospechó que mis problemas de salud pudieran ser consecuencia de mi estilo de vida.

A medida que aumentaba de peso me volvía menos activo. En el colegio, cuando llegaba el momento de armar los equipos de *kickball*, *softball* o fútbol americano, siempre era el último al que seleccionaban. Creo que nunca me reprobaron (suspendieron) la clase de gimnasia, pero tampoco me fue bien en ella. Sé lo que es tener una salud tan mala y estar tan fuera de forma que uno se siente como un marginado —un verdadero cero a la izquierda—, sobre todo cuando los otros niños lo rechazan. Recuerdo esas Pruebas Presidenciales de Buena Forma Física en las que el profesor nos ponía a hacer todas las abdominales, jalones y planchas (lagartijas) que pudiéramos. Nunca logré hacer ni una repetición. . . ni una sola.

Continué así hasta estar casi a punto de morir. Sí, leíste bien. Llevaba varias semanas de sufrir un terrible dolor de estómago. Probé tomar mucha agua y tés herbarios, pero no me dieron resultado. No podía comer y comencé a bajar de peso rápidamente. Cuando el dolor empeoró acabé en la sala de urgencias. Ahí descubrieron que un trozo de carne se había alojado en mi apéndice, que había reventado.

A partir de ese momento intenté cambiar mi forma de comer, pero no sabía cómo. Desconocía por completo el concepto de una alimentación sana y ejercicio.

Un bien que vino del mal

Tenía 18 años cuando sucedió algo que me hizo cambiar mis hábitos alimenticios y de ejercicio para siempre. A mi papá le diagnosticaron un cáncer de próstata y los médicos prácticamente lo desahuciaron. Le dijeron que sin intervención médica le quedaba un año de vida. Pronosticaron que si le extirpaban la próstata quirúrgicamente y se sometía a un tratamiento de quimioterapia y radioterapia, podría durar de 5 a 6 años. Mi papá sabía que esa extirpación quirúrgica de la próstata probablemente le provo-

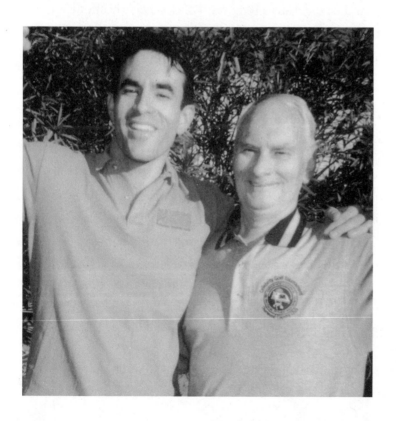

Actualmente mi papá ha bajado 30 libras (13.5 kg) y está más sano que nunca.

caría incontinencia y arruinaría su vida sexual, así que decidió olvidarse de la intervención médica.

Eso sucedió en 1989, y hoy aún sigue vivito y coleando. En vez de someterse a la intervención quirúrgica, la quimioterapia y la radioterapia, cambió su estilo de vida radicalmente. Se inscribió en un centro de medicina alternativa en San Diego, donde enseñan a realizar cambios en el estilo de vida que fomentan la limpieza interior del organismo, el rejuvenecimiento y la sanación. Su enfermedad me tenía tan impresionado que lo acompañé. Me imaginé que el cáncer probablemente fuera genético y que muy bien pudiera sufrir la misma enfermedad si no hacía algo.

En el centro, mi papá y yo aprendimos todo sobre la nutrición. Estudiamos qué alimentos contienen fibra y cuáles no; las ventajas de los alimentos integrales sobre los procesados, las frutas y las verduras, las grasas saludables y algunas hierbas como la grama del norte (zacate de trigo, triguillo del Occi-

8 minutos hacia el éxito

¡Marta bajó 40 libras (18 kg)!

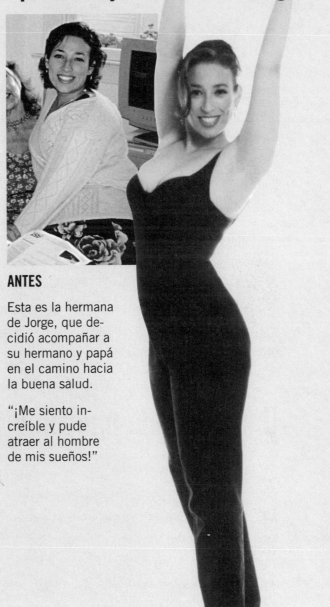

ANTES

Esta es la hermana de Jorge, que decidió acompañar a su hermano y papá en el camino hacia la buena salud.

"¡Me siento increíble y pude atraer al hombre de mis sueños!"

dente, *wheat grass*). Descubrimos que los productos lácteos les causan reacciones alérgicas a algunas personas.

Borrón y cuenta nueva

Dejé de comer tantos productos lácteos y carne de res, cambié de alimentos procesados a integrales y verduras, comencé a tomar más agua y a comer alimentos de soya y me olvidé de los *hot dogs* y las hamburguesas tamaño "súper". Un día me di cuenta de que mis dolores de cabeza habían desaparecido, al igual que mi asma. Me sentía sano y lleno de energía. Comencé a hacer ejercicio y me inscribí en la Universidad de California en San Diego para estudiar Ciencias del Ejercicio y Nutrición.

Papá y yo no fuimos los únicos que cambiamos nuestros hábitos en mi familia. Todos hicieron borrón y cuenta nueva. Al igual que yo, mi hermana Marta había tenido sobrepeso de niña. Continuó engordando a medida que crecía, sobre todo en la universidad. Su peso la deprimía y su inseguridad era evidente para todos quienes la conocíamos. Sin embargo, cuando cambió sus hábitos alimenticios y comenzó a hacer ejercicio, sus kilos de más simplemente se desvanecieron. Cada vez que la veo, está más en forma y tonificada.

Una segunda oportunidad

En Pensilvania, mis abuelos paternos también tenían sus problemas. Su alimentación siempre había sido poco saludable, y cuando mi abuelo se jubiló empezaron a comer aún más. Los dos tenían bastante sobrepeso, pero no le dieron importancia hasta que mi abuela sufrió su primer derrame cerebral. Mientras se recuperaba en el hospital, mi abuelo se hizo un chequeo (revisión) médico. El doctor le dijo que pusiera sus asuntos en orden. Con una estatura de 5 pies con 7 pulgadas (1.70 m) pesaba 210 libras (94 kg), por lo que su presión arterial era de 180/110. El médico supuso que en breve también sufriría un derrame cerebral.

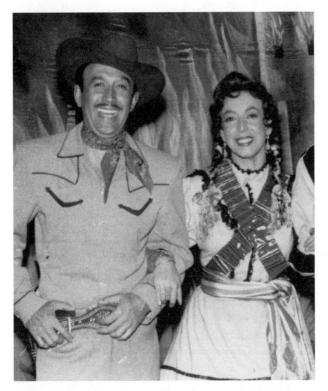

Esta es mi mamá, Gloria Cansino, con la leyenda del cine mexicano Pedro Infante.

Eso impresionó a mis abuelos. Estaban enterados de los buenos resultados que mi padre había logrado y decidieron que adoptar su nuevo estilo de vida podría ayudarles a ellos también. Desgraciadamente ya era demasiado tarde para mi abuela. Decidieron mudarse a San Diego, pero al poco tiempo de llegar ella sufrió un segundo derrame cerebral y murió.

Sin embargo, el nuevo estilo de vida le dio resultados sorprendentes a mi abuelo. En unos cuantos meses perdió más de 50 libras (22 kg) y su presión arterial bajó a 139/89. Realmente estaba disfrutando una segunda oportunidad. Actualmente, a la edad de 95 años, se siente de maravilla y él y mi padre parecen hermanos.

Mi mamá y mi misión

Yo estaba ocupado estudiando Ciencias del Ejercicio en la universidad. Rápidamente había pasado de un extremo al otro. Iba al gimnasio todos los días, donde levantaba pesas que siempre ejercitaban los mismos grupos de músculos. Sabía que el ejercicio era bueno, pero no que podía ser malo si se practicaba en exceso.

Acabé desgastando mis músculos constantemente; no les daba tiempo suficiente para recuperarse entre las sesiones. Aunque comía bien y hacía ejercicio, me sentía fatigado todo el tiempo. Sin embargo, a medida que mis conocimientos sobre Ciencias del Ejercicio aumentaban comprendí que, como dice el refrán: "Bueno es lo bueno (pero no en demasía)".

Volví a aprender esa lección unos años después, cuando mi mamá —la única persona de mi familia que había observado un estilo de vida saludable— desarrolló problemas en la cadera. En la Ciudad de México había sido bailarina profesional y comenzó a sentir un dolor cada vez más fuerte en la cadera en cuanto entró a la sesentena. Le diagnosticaron osteoartritis. Básicamente, el baile de alto impacto al que se había dedicado la mayor parte de su vida había dañado el cartílago que protegía las articulaciones de su cadera. Los médicos le dieron grandes dosis de analgésicos durante un año antes de operarla, los cuales le consumieron los riñones y otros órganos. Dos años después de recibir una sustitución de la cadera, mi mamá murió en mis brazos.

Su muerte me reafirmó en mi vocación de estudiar Ciencias del Ejercicio y Nu-

Cómo funciona

Sigue mi programa 8 Minutos por la Mañana y bajarás de peso de manera sorprendente en tan sólo 28 días. Más allá de estas cuatro semanas te proporcionará las herramientas que necesitarás para mantenerte delgado por el resto de tu vida. Trabajarás tres aspectos todos los días:

Tu salud emocional. Antes de empezar con la rutina de 8 Minutos por la Mañana te ayudaré a aumentar tu motivación interior todos los días con mi Charla al Despertar. Así obtendrás la Ventaja Emocional que necesitarás para superar cualquier pensamiento autodestructivo y para motivarte a que te encante tu nuevo estilo de vida saludable.

Tu buena forma física. Mis dos ejercicios de probada eficacia son la piedra angular del programa. Sólo ocupan 8 minutos al día, pero los resultados son espectaculares. Todos los días te daré dos nuevos ejercicios de fortalecimiento diseñados específicamente para ayudarte a acelerar tu metabolismo, adquirir un cuerpo más firme y quemar grasa de la manera más eficaz posible.

Tus hábitos alimenticios. Mi programa de nutrición Engrasa y Adelgaza es fácil de seguir y con él nunca te sentirás privado. No tendrás que contar calorías ni eliminar tus alimentos favoritos.

Por último, mis 8 Minutos por la Mañana te conectarán con toda una comunidad de personas que comparten tu misma situación. Te invito a visitar mi sitio *web* www.jorgecruise.com para obtener más asesoramiento mío y para hablar con millones de personas que al igual que tú se encuentran bien encaminadas hacia un nuevo estado de salud y felicidad.

trición. En lo más profundo de mi corazón sé que mi misión en la vida es ayudar a la gente a estar y mantenerse sana. Quiero crear una revolución. Por

eso he dedicado mi vida a darles a los demás las herramientas necesarias, proporcionándoles la mejor y más eficaz información posible acerca de cómo perder peso. Así que me convertí en entrenador de buena forma física certificado por el Instituto Cooper para la Investigación sobre los Aeróbicos, la Escuela Estadounidense de Medicina Deportiva (o *ACSM* por sus siglas en inglés) y el Consejo Estadounidense para el Ejercicio (o *ACE* por sus siglas en inglés).

El programa

Una vez que contaba con los conocimientos y la experiencia necesarios lancé www.jorgecruise.com, mi sitio *Web* acerca de cómo perder peso. A las pocas semanas ya les estaba ayudando a miles de personas a realizar los mismos cambios en su estilo de vida que me habían funcionado a mí y a mi familia. ¡Mi sitio tuvo tanto éxito que Cristina, del mundialmente famoso *Show de Cristina* transmitido por Univisión, se comunicó conmigo personalmente! Supo de mí por un buen amigo mio, Anthony Robbins, quien también escribió el prólogo de la edición en inglés de *8 Minutos por la Mañana*. Cristina me invitó a trabajar como experto en la pérdida de peso en su programa *El club de la salud*. También me invitó a colaborar en su revista mensual *Cristina La Revista* y su sitio *web* www.CristinaOnline.com. Gracias a Cristina me conocieron millones de los nuestros. De hecho, es muy posible que estés leyendo este libro por ella. Así que por favor escribele para darle las gracias por ayudar a crear un mundo mejor.

Como se podrán imaginar, el fabuloso apoyo de Cristina hizo despegar mi negocio en español por Internet. Al poco tiempo millones de personas visitaban el sitio regularmente para probar las técnicas que yo les sugería ahí e informarme acerca de qué les funcionaba y qué no. Me comentaron que entre sus trabajos y sus familias no les quedaba tiempo para hacer un largo recorrido al gimnasio, asistir a sesiones de aeróbicos de una hora ni seguir complicados planes de alimentación. Querían algo más sencillo.

Hice un trato con algunos de estos clientes. Los entrenaría personalmente, siempre y cuando me permitieran experimentar con ellos. Tendrían que probar los ejercicios, los planes de alimentación y el programa de motivación que yo les proporcionara. A cambio deberían decirme qué les funcionaba y qué no. El resultado fue 8 Minutos por la Mañana.

De esta forma, mi sitio *web* comenzó a abordar las necesidades de la gente que no tiene tiempo. Escribí artículos e hice transmisiones vía Internet sobre programas de ejercicio eficaces que no tomaban mucho tiempo; luego les pedía sus comentarios a mis clientes. Juntos forjamos el programa convirtiéndolo en un éxito sin precedentes.

¿Hará 8 Minutos por la Mañana lo mismo por ti? Sin duda alguna. Si sigues mi programa te garantizo que bajarás de peso rápidamente. Adelgazar no te tomará mucho tiempo, siempre y cuando realices los ejercicios más eficaces de manera sistemática. 8 Minutos por la Mañana será todo lo que necesites.

CAPÍTULO 2

¿Por qué tienes sobrepeso?

Nos han orientado mal

Desde principios de los años 80, cuando se puso de moda el término *aeróbicos*, se han lanzando cientos de programas de ejercicio para ayudar a la gente a adelgazar. Es posible que tú también hayas probado alguna vez los aeróbicos con banca o *step aerobics*, los aeróbicos con *slide*, los aeróbicos con *kick boxing* o simplemente caminar, trotar o correr.

A pesar de la publicidad que los diferentes programas de aeróbicos han recibido a lo largo de los años, las personas que viven en los Estados Unidos aún tienen sobrepeso; es más, siguen en-

Las consecuencias de la obesidad

La obesidad aumenta el riesgo de padecer lo siguiente:

- Muerte prematura
- Hipertensión (presión arterial alta)
- Diabetes y resistencia a la insulina
- Enfermedades de la vesícula
- Enfermedades renales
- Enfermedades hepáticas
- Enfermedades cardíacas
- Muchos tipos de cáncer
- Artritis
- Problemas ortopédicos
- Enfermedad respiratoria mortal
- Derrame cerebral
- Gota
- Asma
- Dolor de espalda
- Trastornos reproductivos (problemas menstruales, infertilidad femenina, abortos espontáneos, diabetes gestacional)
- Mayores niveles de glucosa en ayunas
- Apnea del sueño y ronquidos
- Niveles no saludables de colesterol
- Problemas de la función inmunitaria
- Depresión
- Dolor crónico
- Problemas de movilidad

gordando a un ritmo alarmante. Según la revista *Newsweek*, en 1991 sólo cuatro estados tenían un índice de obesidad de más del 14 por ciento de su población. En 1998, 37 de los 50 estados habían sobrepasado ese límite. En la actualidad, más del 65 por ciento del total de la población estadounidense tienen sobrepeso y casi un cuarto se consideran clínicamente obesos. Y esta situación no se da sólo aquí en los Estados Unidos. De acuerdo con el Instituto Worldwatch, en Rusia la cifra es del 54 por ciento; en el Reino Unido, del 51 por ciento y en Alemania, del 50 por ciento. Lo que es aún más triste, la obesidad juvenil e infantil también está aumentando rápidamente. En los Estados Unidos, el índice de obesidad entre los niños se ha duplicado en los últimos 30 años.

Según C. Everett Koop, el antiguo titular de la Dirección General de Salud Pública de los Estados Unidos, así como el Centro para el Control y la Prevención de Enfermedades (o *CDC* por sus siglas en inglés), más de 300,000 personas mueren de enfermedades relacionadas con la obesidad cada año en los Estados Unidos. Esta cifra sólo es superada por los 400,000 que mueren a causa del tabaco. Es decir, más de 800 personas fallecen diariamente por problemas relacionados con la obesidad.

Ese número equivale a 6 aviones con 133 personas a bordo estrellándose todos los días. Significa que durante la próxima hora 34 personas morirán. Piénsalo: cada 5 minutos, tres personas fallecen por problemas vinculados con la obesidad. Según el Dr. Jeffrey D. Koplan, director del CDC: "Estas nuevas y dramáticas pruebas significan una epidemia en los Estados Unidos". Aunque parezca increíble, las personas que vivimos en los Estados Unidos tenemos la expectativa de vida más baja de todos los países industrializados.

La mujer común sube 9 libras (4 kg) entre su trigésimo y trigésimo noveno cumpleaños; el hombre común sube 4 (2 kg). Estas libras o kilos de más son los que aumentan el riesgo de sufrir enfermedades (véase "Las consecuencias de la obesidad"). La Organización Mundial de la Salud calcula que hasta un tercio de los cánceres de mama, riñón, de colon, de próstata y del tracto digestivo se deben a la obesidad y la falta de ejercicio. En resumidas cuentas, entre más sobrepeso tenga alguien, más aumenta su probabilidad de sufrir una muerte prematura.

Por qué los aeróbicos no son la mejor opción

A pesar de que el ejercicio aeróbico es esencial para fortalecer el corazón y los pulmones (el sistema cardiovascular), no es la manera más eficaz de adelgazar. Se queman aproximadamente 100 calorías por cada milla (1.6 km) que se camina o corre. Para bajar 1 libra (casi 0.5 kg) habría que caminar o correr 35 millas (56 km).

Además, el ejercicio aeróbico no es muy práctico cuando se tiene sobrepeso, porque puede resultar muy incómodo. Incluso caminar puede ser difícil, porque las articulaciones pueden doler y es posible quedarse sin aliento muy rápido. Antes de acudir a mí, casi todos mis clientes habían dejado de hacer ejercicio porque el enfoque aeróbico era demasiado duro para ellos. Además, si uno se centra solamente en los aeróbicos, la silueta seguirá siendo la misma aunque se queme bastante grasa corporal. Alguien que ahora tiene forma de pera seguirá pareciendo una pera, sólo que más delgada. Primero perderá peso donde no quiere hacerlo —en el pecho— y por último donde sí quiere: en los muslos. Su cuerpo aún se sentirá fofo y, lo que es peor, su piel probablemente se verá flácida.

Por el contrario, los ejercicios de mi programa 8 Minutos por la Mañana te ayudarán a quemar grasa y a mejorar la forma de tu cuerpo. Tonificarán tus hombros para que tu cintura luzca más estrecha. Tus brazos quedarán más delgados y firmes. Tus músculos abdominales no sólo adelgazarán sino que se fortalecerán, proporcionando un mejor apoyo a tu torso.

No estoy diciendo que no debas hacer *nada* de ejercicio aeróbico. Además de mis 8 Minutos, recomiendo que incorpores un poco de ejercicio aeróbico a tu estilo de vida, porque necesitas mantener fuertes tu corazón y pulmones. Además, los ejercicios aeróbicos reducen el estrés. Para obtener *tips* acerca del tipo más conveniente de ejercicio aeróbico, consulta el capítulo sobre caminar rápidamente en la página 207.

El desastre de las dietas

Seguramente te habrán dicho que ponerte a dieta es la clave para que pierdas peso y que es sencillo: sólo tienes que comer menos. De hecho las investigaciones demuestran que es posible adelgazar con bastante facilidad pasando hambre. El problema es que hasta el 50 por ciento del peso perdido corresponde a tejido muscular, no grasa. Y esto conduce al desastre.

Voy a explicarte lo que sucede. Cuando una persona no come lo suficiente, la tiroides (una glándula ubicada en el cuello) trata de protegerla contra la muerte por inanición, así que secreta menos tiroxina, una hormona que ayuda a regular el metabolismo. Entre menos tiroxina se tenga, más lento se vuelve el metabolismo, por lo que se queman menos calorías. Si se continúa con una dieta estricta durante mucho tiempo, al final el cuerpo comienza a consumirse a sí mismo. Tal vez pienses que sería maravilloso, porque después de todo lo que quieres es adelgazar. Pero la mitad del peso perdido correspondería a tejido muscular.

Y el tejido muscular es el horno metabólico del cuerpo. Cada libra (casi 0.5 kg) de músculo quema aproximadamente 50 calorías al día. Por lo tanto, cada libra de músculo perdido al hacer dieta significa que el metabolismo deja de quemar 50 calorías al día. A medida que el metabolismo se hace más lento hay que comer cada vez menos para compensar este efecto.

Con el tiempo bajar de peso se vuelve extremadamente difícil y se da una situación que tal vez ya conozcas muy bien: el estancamiento. Pocas personas son capaces de seguir consumiendo una cantidad tan reducida de calorías por mucho tiempo. En cuanto comienzan a comer normalmente otra vez, su cuerpo recupera el peso que acaba de perder. Y puesto que casi todo el peso recuperado va directamente a las células grasas, el metabolismo permanece igual de lento. Esta es la razón por la que muchas personas que bajan de peso acaban subiendo más del que perdieron para empezar. *Razón*

Además, en el caso de un gran número de personas el tejido muscular de por sí escasea peligrosamente. Y lo que no se utiliza se pierde. Con el tiempo la masa muscular se ve muy afectada por un estilo de vida en el que priva la comodidad brindada por escaleras mecánicas, controles remotos y cafeterías autoexprés (*drive-through*). A medida que se pierde músculo, el metabolismo se vuelve más lento. Por eso las personas tienden a subir de peso al envejecer. Y aunque no aumenten de peso es posible que engorden, porque el tejido muscular más pesado y compacto es sustituido por tejido adiposo (tejido compuesto por grasa corporal) más ligero y expansivo. La pesa (báscula) registra el mismo peso, pero ya los pantalones ya no sirven.

Afortunadamente hay un método mucho mejor para bajar de peso. Si te has matado de hambre y jadeado y resoplado durante horas de ejercicio aeróbico sin obtener el cuerpazo que anhelabas ni los beneficios para la salud que esperabas, es hora de probar la manera más eficaz y rápida de adelgazar: mi combinación especial de ejercicios de fortalecimiento supereficaces con el programa alimenticio Engrasa y Adelgaza. (Para mayor información sobre este programa, véase el capítulo 6 en la página 51).

inanición = ?

Vanessa 448-0033 cel.

CAPÍTULO 3

La Ventaja Emocional

Una sólida base interior

Para bajar de peso con 8 Minutos por la Mañana, lo primero que debes lograr es lo que yo llamo una Ventaja Emocional. En mi trabajo con millones de ciberclientes he aprendido que la salud física y la emocional van de la mano. La mayoría de las personas no logran bajar de peso de manera permanente hasta deshacerse de sus emociones negativas. Una vez que están en forma emocionalmente todo parece un acto de magia. Lo demás se convierte en pan comido.

Así que no importa la baraja genética que te haya tocado: la Ventaja Emocional hará que tu proceso de adelgazamiento sea *exitoso y divertido*. No sólo bajarás de peso y te harás más fuerte, sino que también aumentará tu autoestima.

¿Cómo es que puedo garantizarte que esta vez bajarás de peso realmente, sin volverlo a subir?

Porque mis millones de ciber-clientes han vivido la misma situación y ahora están en forma y disfrutan sus cuerpos firmes.

Danny Chacón lo logró. También Sam Raymond, Eva Rushing, Scott Vuola, Stephanie Donald, George Wingerd y muchos, muchos más.

Rellenita, pero no realizada

Déjame contarte la historia de Amber Dunlap, una de las primeras personas con quienes probé la Ventaja Emocional. Comenzó a ponerse a dieta en la secundaria (preparatoria) y continuamente subía y bajaba entre 10 y 15 libras (de 4 a 7 kg), esforzándose por adelgazar lo suficiente como para ser modelo. "Estaba con el ánimo por los suelos. Todo el tiempo me sentía deprimida, luchando para no subir de peso", me comentó.

A medida que pasaban los años su depresión y peso aumentaron a la par. "Decidí que, si de todas formas habría de ser gorda, no tenía por qué privarme de

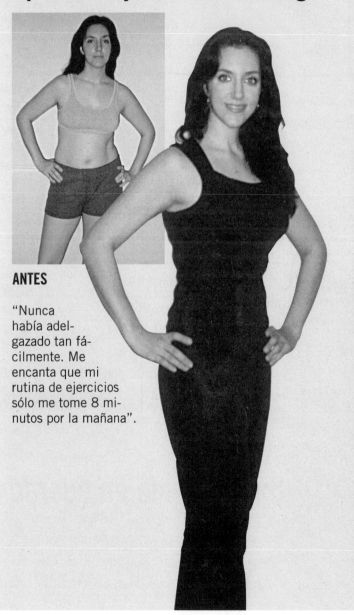

8 minutos hacia el éxito

¡Amber bajó 21 libras (9.4 kg)!

ANTES

"Nunca había adelgazado tan fácilmente. Me encanta que mi rutina de ejercicios sólo me tome 8 minutos por la mañana".

ninguno de los alimentos que me había negado durante tanto tiempo". Y así lo hizo.

"Entonces alcancé a verme un día en una puerta de cristal. Vi algo más que una mujer deforme: un alma vacía. Me sentí muy frustrada, pero no tenía la menor idea de cómo cambiar la situación".

Después de dedicar 4 semanas a construir su Ventaja Emocional me dijo: "Emocionalmente me siento en control de mí misma. Este programa me ha ayudado a cambiar mis antiguos hábitos autodestructivos por otros

que apoyan mi crecimiento personal. Los ejercicios mentales me han ayudado a encontrar en mi corazón y alma lo que necesito en esta vida. Tengo fe en mí misma y en mi capacidad para cambiar y lograr el éxito".

Buena forma en cuerpo y alma

Piensa en todos los programas de ejercicio y adelgazamiento que has comenzado sólo para abandonarlos después. Al principio de cada uno te sentías muy seguro, con mucho entusiasmo y la total certeza de que esta vez sí obtendrías resultados. Esta vez *no* sufrirías una recaída.

¿Y cuánto tiempo te duró esa sensación? ¿Dos semanas? ¿Tres semanas? ¿O sólo dos días? Para que un programa de ejercicios o de adelgazamiento funcione hay que llevarlo a cabo de manera regular. Voy a enseñarte cómo lograr que los sentimientos positivos te duren mucho más: por el resto de tu vida. Bajarás de peso de manera espectacular en sólo 4 semanas y te enviciarás con el programa 8 Minutos por la Mañana. Te garantizo que tu motivación será más fuerte cada día gracias a un sencillo sistema que te ayudará a permanecer centrado y te inspirará *constantemente* a entrar en acción.

Mejorarás tu forma física por fuera, logrando un cuerpo más firme y perdiendo grasa, pero también por dentro, en el aspecto emocional. Y al ponerte en forma desde dentro podrás recurrir a reservas de motivación y seguridad que no sabías que tenías.

Piénsalo un momento. Si percibes el ejercicio como una obligación pesada y comer de manera saludable como un castigo, lo más probable es que no hagas los ejercicios ni comas bien con regularidad. La manera en que *te sientes* controla tu conducta y afecta tu forma física de manera directa. Cuando algo hace que te sientas de maravilla, no te exige ningún esfuerzo llevarlo a cabo. Por el contrario, si te falta concentración, no estás motivado y te sientes fatigado, te cuesta muchísimo trabajo.

¿Qué escogerás como merienda (refrigerio, tentempié), una manzana o un trozo de tarta (pay) de queso? ¿Te levantarás temprano para hacer ejercicio o te quedarás acostado? ¿Saldrás a caminar rápidamente o te desplomarás frente al televisor al volver de trabajar? La clave para elegir automáticamente la opción más saludable está en saber cómo manejar las emociones. Y ahí es donde entra en juego la Ventaja Emocional.

Tu Charla al Despertar

Todos los días, antes de empezar con los ejercicios de fortalecimiento del programa 8 Minutos por la Mañana, dedicarás unos minutos a centrarte e inspirarte emocionalmente por medio de una Charla al Despertar, la cual agregará la Ventaja Emocional a tu plan de fortalecimiento y te ayudará a sentirte lo suficientemente motivado para

¡IDENTIFICA! ¡DESCUBRE! ¡TRANSFORMA!

entrar en acción. Estas charlas te permitirán:

- Identificar tus objetivos en cuanto a pérdida de peso: ¡IDENTIFICA!
- Descubrir nuevos incentivos para deshacerte de esas libras o kilos de más: ¡DESCUBRE!
- Transformar tus pensamientos negativos en pensamientos positivos: ¡TRANSFORMA!
- Crear una fuente secreta de energía cambiando tu manera de respirar
- Utilizar el poder de la visualización para cambiar tus acciones
- Desocupar un tiempo que no sabías que tuvieras
- Levantar tu estado de ánimo en sólo 1 segundo
- Descubrir tu confianza en ti mismo

Estas breves charlas cambiarán tu actitud ante la vida. Hasta ahora has pensado como una persona con sobrepeso. Tus Charlas al Despertar te enseñarán a pensar como una persona delgada. Realizar estas charlas sólo te tomará unos momentos al día, pero al final del programa inicial de un mes de duración te sentirás feliz, seguro de ti mismo, motivado, comprometido y centrado. ¡La Ventaja Emocional no sólo te ayudará a perseverar con el programa 8 Minutos por la Mañana, sino a realmente desear cumplir con él!

Apuntar para progresar

Además de tu Charla al Despertar matutina está el Diario de Hoy, otro elemento del programa 8 Minutos por la Mañana. Utiliza este espacio para anotar tu progreso, tus grandes avances y las cosas por las que estás agradecido en la vida. Este libro debe usarse de manera interactiva y no producirá resultados concretos a menos que también aportes algo. Anotar tus metas y pensamientos personalizará tu programa. Es un proceso sencillo pero eficaz.

Aprender de uno mismo es una de las formas más poderosas de aprendizaje y mantener un diario te enseñará más sobre ti. Por eso te recomiendo que siempre tengas un bolígrafo a la mano y agregues tus anotaciones diariamente. Al aportar informaciones completamente tuyas, este libro se convertirá de manera automática en el más importante de tu biblioteca.

Cuando comencé a utilizar el diario como parte de mi programa hubo una abrumadora respuesta positiva por parte de mis clientes. Así se convirtió en un elemento permanente y muy eficaz de 8 Minutos por la Mañana. Es posible que Oprah Winfrey lo haya expresado mejor: "Llevar un diario cambiará tu vida definitivamente, de maneras que ni te imaginas".

Utiliza tu diario para escribir sobre:

- Cómo te sientes

- Tu nivel de energía

- Qué te salió a pedir de boca hoy, como un pensamiento o una acción positivos ("¡Hoy comí unos chocolates recubiertos de caramelo y no pasé de tres!")

- Los alimentos que tomaste o las recetas nuevas que probaste

- Qué avance llevas con el programa (proporciona detalles)

- Los beneficios positivos de tu pérdida continua de peso ("Bob me dijo hoy que me veo sensacional")

Utiliza el diario como un registro de tu viaje personal. Ya sea que escribas un párrafo o que llenes una página entera, acostúmbrate a escuchar tus pensamientos y a apuntar cómo te sientes. Una vez concluidas las 4 semanas del programa te pediré que leas las anotaciones que hiciste en tu diario para que veas cuánto has avanzado.

El Diario de Hoy
Hoy estuvo genial. Me levanté temprano y el tiempo me alcanzó muy bien para el programa e incluso para desayunar en casa en lugar del trabajo. Quiero tratar de hacerlo más seguido. El día empieza con mucha más calma. Jan me pidió que la acompañara a unos mandados a la hora del almuerzo, así que le sugerí que camináramos en lugar de llevar el coche. ¡Nos sirvió como ejercicio aeróbico! Comí chocolate, pero sólo 2 de esas barras miniatura. Me siento muy bien al respecto. En términos generales fue un día muy bueno. Si sigo así podré ponerme el conjunto nuevo de shorts en la reunión del próximo fin de semana. ¡Tengo ganas de escuchar lo que mis familiares y amigos digan acerca de mi nuevo yo!

Manos a la obra

Para arrancar al instante la construcción de tu fuerza emocional, haz las siguientes tres cosas sencillitas ahora mismo.

Tómate tu "foto del antes"

La mayoría de las personas me dicen que odian tomarse sus "fotos del antes". Lo que quieren decir es que odian sacarse *cualquier* foto. Sin embargo, a menudo terminan enviándome mensajes por correo electrónico para darme las gracias por haberlos aconsejado a hacerlo. Sacarse esta foto es un acto muy sencillo, pero indica que se ha producido un cambio muy profundo en tu interior. Una vez revelada se convertirá en la "foto del antes" y te colocará sobre el camino de tu viaje hacia la "foto del después".

Se trata de una distinción muy sencilla, pero de un símbolo muy poderoso. No darías crédito de cuántos de mis clientes me han comentado que sus actitudes hacia la pérdida de peso cambiaron casi al instante sólo por haberse tomado esa "foto del antes". Simboliza tu compromiso, tu nuevo comienzo.

Además, la foto es un poderoso recordatorio de tu avance, ¡y eso motiva! Mis clientes me dicen que en sus peores días sólo tienen que mirar sus "fotos del antes" para inspirarse nuevamente.

Por último, la foto hará que te responsabilices del programa. Tu "foto del antes" es una de las herramientas más importantes que podrás utilizar. En los años venideros servirá para recordarte el sorprendente progreso que lograste y permanecerás agradecido e ins-

Mide tus avances

Antes de seguir, tómate unos momentos para evaluar tu situación actual, a fin de que puedas compararla con los resultados que obtengas después. Este es otro paso muy bueno que les encanta a todos mis clientes. A ti también te encantará.

Pega tu "foto del antes" aquí. (La cinta adhesiva de doble cara es la que mejor funciona).

La fecha de hoy: _____

Medidas corporales

Brazo derecho:_____ Brazo izquierdo:___

Busto/Pecho:_____ Cuello:_____

Cintura:_____ Caderas:_____

Muslo derecho:_____ Muslo izquierdo:___

Peso:_____

Una vez que acabes el programa de 28 días, pega tu "foto del después" aquí.

La fecha de hoy: _____

Medidas corporales

Brazo derecho:_____ Brazo izquierdo:___

Busto/Pecho:_____ Cuello:_____

Cintura:_____ Caderas:_____

Muslo derecho:_____ Muslo izquierdo:___

Peso:_____

pirado durante toda tu vida. Mírala de vez en cuando y recuérdate a ti mismo: "Ahí está mi antiguo 'yo'". ¡Tu "nuevo yo" por fin está apareciendo!

Define con claridad qué quieres

La claridad es poder. Según el autor Tony Robbins, mi amigo y mentor, se necesita estar centrado para alcanzar sus metas. Me enseñó que para conseguir lo que se quiere en la vida primero hay que saber *exactamente* qué es lo que se quiere. Me comentó que en demasiadas ocasiones, cuando se le pregunta a alguien qué quiere, responde señalando lo que no quiere.

Para ilustrar el punto compartió la siguiente historia conmigo. Una vez le dieron la oportunidad de aprender a manejar un automóvil de carreras. Se sorprendió al enterarse de que la mayoría de las lesiones se deben a no poder recuperar el control del auto cuando empieza a girar como un trompo. Su instructor le comentó que la clave para retomar el control de un auto que gira consiste en concentrarse en el lugar adonde se quiere ir. En cambio, la mayoría de las personas se centran en lo que más temen: la pared. Y ahí es justamente adonde van a parar.

A pesar de lo que el instructor le había dicho a Tony, la primera vez que su auto comenzó a dar vueltas fijó los ojos directamente en la pared. El instructor tuvo que agarrarle la cabeza y moverla para que viera adónde tenía que ir el auto. Por supuesto, en cuanto enfocó la mirada en esa dirección de manera inevitable hizo girar el volante correctamente.

Bajar de peso es en gran medida como manejar un auto de carreras. Para conseguir resultados hay que centrar la mente en el lugar adonde se quiera ir. Decir lo que uno no quiere —"No quiero estar gordo"— no hace adelgazar a nadie. Es como mirar la pared. Para lograr lo que se desea hay que centrarse en lo que se quiere. Además, decir: "Quiero bajar de peso" no es tan eficaz como decir: "Quiero bajar 10 libras este mes". La segunda opción brinda claridad y concentración, así como una fecha límite.

Sin embargo, no vayas a escoger tu objetivo al azar. Debe ser una meta realista. Para calcular tu peso ideal consulta el recuadro "Determina tu peso ideal". En cuanto sepas tu peso ideal y la fecha aproximada en que lo alcanzarás, debes mantenerte motivado siguiendo los pasos que detallo a continuación.

Determina tu peso ideal

Busca tu edad y estatura en la tabla. Te conoces mejor que nadie, así que seleccion[a]
número realista para ti. Resta este número de tu peso actual y obtendrás la cantida[d]
o kilos que quieres adelgazar. Apunta esta meta aquí:

_130_

_____

   Calcula una fecha en la que puedas lograr tu meta de adelgazamiento. Si sigues el programa 8 Minutos por la Mañana, puedes esperar perder grasa a una velocidad sensata y se-
gura de 1½ a 2 libras (de 0.7 a 1 kg) por semana, que es lo que los médicos recomiendan.
Algunas personas bajan de 3 a 4 libras (de 1 a 2 kg) por semana. Por lo tanto, perder 55 libras
(25 kg) de grasa te tomará de 20 a 25 semanas. Es decir, tendrás que seguir el programa sólo
de 5 a 6 meses. Las buenas noticias son que comenzarás a ver los resultados en sólo 28 días.

   Divide la cantidad de peso que quieres bajar entre 2 (el número medio de libras que la
mayoría de las personas pierden cada semana). El resultado es el número de semanas que
debería tomarte alcanzar tu peso ideal. Escribe este número y la fecha en la que conseguirás
este nuevo peso en la línea de abajo. (De hacer falta, saca el calendario y averigua la fecha).

_____ libras (kilos) en _____ [fecha]

Estatura (pies y pulgadas/metros)	Peso (libras/kilos)	
	19 a 34 años	35 años o más
5'0" (1.52)	97–128 (43–57)	108–138 (48–62)
5'1" (1.55)	101–132 (45–59)	111–143 (50–64)
5'2" (1.57)	104–137 (47–61)	115–148 (52–66)
5'3" (1.60)	107–141 (48–63)	119–152 (53–68)
5'4" (1.62)	111–146 (50–65)	122–157 (55–70)
5'5" (1.65)	114–150 (51–67)	126–162 (56–73)
5'6" (1.68)	118–155 (53–69)	130–167 (58–75)
5'7" (1.70)	121–160 (54–72)	134–172 (60–77)
5'8" (1.73)	125–164 (56–73)	138–178 (62–80)
5'9" (1.75)	129–169 (58–76)	142–183 (64–82)
5'10" (1.78)	132–174 (59–78)	146–188 (65–84)
5'11" (1.80)	136–179 (61–80)	151–194 (68–87)
6'0" (1.83)	140–184 (63–82)	155–199 (69–89)
6'1" (1.85)	144–189 (65–85)	159–205 (71–92)
6'2" (1.88)	148–195 (66–87)	164–210 (73–94)
6'3" (1.90)	152–200 (68–90)	168–216 (75–97)

FUENTE: Departamento Estadounidense de Salud y Servicios Humanos, *Pautas Dietéticas para los Estadounidenses*

Tabla del Éxito

Comenzando desde cero, traza tu pérdida de peso en esta tabla. La línea horizontal registra las semanas y la vertical lleva la cuenta del total de libras (kilos) perdidas o sumadas.

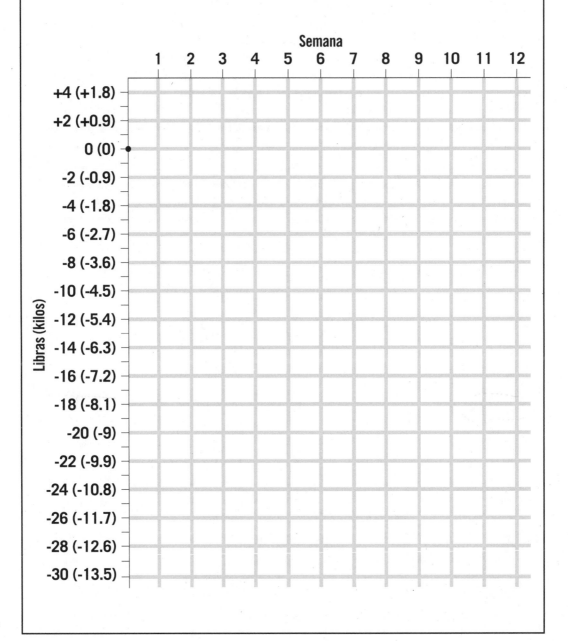

✓ **Pésate todas las semanas.** No tengas miedo de subirte a la pesa (báscula). Es importante que estés al tanto de tu progreso al adelgazar. Pésate los domingos. Lo ideal sería que lo hicieras a primera hora de la mañana, antes de desayunar. Tu peso puede fluctuar debido a la retención de líquidos y la cantidad de comida que haya en tu estómago, así que no te preocupes si de vez en cuando parece que no has avanzado mucho.

Para observar tu verdadero progreso utiliza la "Tabla del Éxito". Te permitirá ver cómo avanza tu adelgazamiento semana con semana. Cuando unas los puntos verás que efectivamente estás adelgazando.

✓ **Utiliza una cinta métrica.** Sirve para que lleves la cuenta de las pulgadas (o centímetros, si prefieres) que estás perdiendo. Así te mantendrás motivado y bien encaminado. Recuerda que los músculos son más compactos que la grasa. Conforme quemes grasa incrementarás tu tejido muscular no adiposo. Por lo tanto, es posible que durante los primeros meses no experimentes un gran cambio de peso, ya que estarás sustituyendo la grasa por músculo, pero notarás una gran diferencia en cuanto a medidas. La ropa te quedará más holgada a medida que mejores tu forma física. Mídete justo debajo del ombligo y en cualquier otra parte que desees monitorear, como los muslos, los brazos o el cuello.

Mírate en un espejo de cuerpo entero. El espejo no es tu enemigo. Utilízalo para ver cómo la grasa se convierte en músculo y cómo tus músculos se van definiendo. Entre más tiempo sigas con el programa, mejor aspecto tendrás.

Dudas comunes

¿Cómo puedo estar seguro de que perseveraré con 8 Minutos por la Mañana?

Envíame una copia del contrato que llenaste y firmaste en la página 30. Será un honor para mí recibir una prueba de tu compromiso para lograr un estilo de vida más saludable y feliz y haré lo que pueda para ayudarte a cumplirlo. Mándame tu Contrato del Éxito por correo electrónico a contrato@jorgecruise.com o busca mi dirección postal en www.jorgecruise.com/correo.

Además, asegúrate de incluir tu nombre, domicilio, número telefónico y dirección de correo electrónico. Tal vez incluso te llame en la fecha que te has fijado para ver cómo te fue. ¡El simple hecho de saber que podría llamarte por teléfono te ayudará a mantenerte motivado!

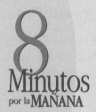

Mi Contrato del Éxito

Llenar este contrato es uno de los primeros e importantes pasos del programa 8 Minutos por la Mañana. Haz tres copias y dáselas a amigos de confianza dispuestos a apoyarte y motivarte en tu camino hacia el éxito.

Mi nombre: _____

La fecha de hoy: _____

Voy a perder esta cantidad de libras/kilos: _____

Para esta fecha: _____

_____

Firma

Comprométete con el éxito

Un número excesivo de personas sólo se comprometen a bajar de peso con muy poco entusiasmo. Se dicen a sí mismas: "Muy bien, si esto funciona, estupendo, pero si no, no importa". Y no le comentan a nadie que están a dieta. De este modo, si fracasan nadie lo sabrá.

El problema de este enfoque es que sin compromiso y apoyo resulta difícil seguir cualquier programa de forma regular. La gente puede sabotear tus esfuerzos inadvertidamente regalándote comida. Tal vez tu cónyuge espere que te desveles con él o con ella, dificultándote levantarte temprano para hacer tus ejercicios. Además, cuando las cosas se pongan difíciles nadie te dirá: "No puedes rendirte ahora".

Por eso quiero que ahora mismo llenes "Mi Contrato del Éxito". Quizá te parezca un poco extraño, pero te servirá como un poderoso recordatorio de tu decisión y hará que te responsabilices del programa.

Una vez que hayas llenado el contrato sácale tres fotocopias. Te recomiendo mucho que les des estas copias a personas en las que puedas confiar, revelándoles tus planes. Explícales que quieres bajar de peso y cómo pueden ayudarte. Los siguientes *tips* te ayudarán a exponer tu objetivo a tus amigos y familiares.

Sé abierto. A menudo lo único que hace falta es sentarse con el cónyuge y los hijos para hablar de manera íntima y franca. Diles cómo pueden ayudarte e indícales qué cosas de las que ahora hacen no te están ayudando. Explícales cómo te hacen sentir sus acciones: comer papitas fritas delante de ti, criticarte por tu peso, etcétera. Cuéntales que tu peso actual te hace sentirte muy mal y que te sentirás mucho mejor cuando alcances tu peso ideal. Señálales cosas específicas que puedan hacer para facilitarte el camino, como comer sus papitas fritas en otro cuarto o hacer el programa contigo.

Transa. Los cónyuges y los hijos a veces entorpecen los esfuerzos por bajar de peso simplemente porque causa ciertas molestias. Pídeles que te ayuden a llegar a un acuerdo mutuo. Acuérdate de que estás a cargo de la situación. Tienes el poder de tomar tus propias decisiones. Nadie excepto tú puede hacer que comas algo que no quieras comer. Nadie excepto tú puede hacer que te olvides de tus 8 Minutos por la Mañana.

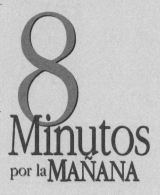

8
Minutos
por la MAÑANA

Cóm

funciona

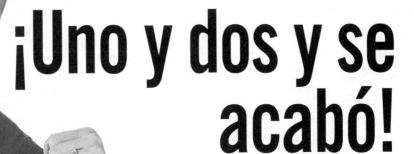

CAPÍTULO 4

¡Uno y dos y se acabó!

Cómo adelgazar con sólo dos ejercicios

No me sorprende que la gente tenga la impresión de que hacer ejercicio es demasiado difícil y requiere mucho tiempo. En sus varios intentos por bajar de peso y conseguir un cuerpo firme se obligan a sudar la gota gorda durante media hora o más. Lo peor de todo es que logran pocos resultados. En realidad *no* toma mucho tiempo adelgazar si los ejercicios más eficaces se hacen con regularidad. Y bastan *dos* de estos ejercicios quemadores de grasa, hechos de la manera correcta, para obtener resultados increíbles. En esto se basa, fundamentalmente, mi programa 8 Minutos por la Mañana.

El programa de ejercicios más eficaz para bajar de peso es una sesión matutina de ejercicios de fortalecimiento. ¡Es absolutamente esencial que lo sepas! El verdadero problema no es el exceso de grasa. Ese sólo es un síntoma. El problema fundamental es la falta de tejido muscular. ¿Por qué? El factor más importante, que determina cuánta grasa se quema a lo largo de cada día, es la cantidad de tejido muscular del

Tu ventaja "ochominutera"

Los ejercicios de fortalecimiento son la manera más inteligente de bajar de peso, porque también benefician la salud en general. Las investigaciones más recientes demuestran que los ejercicios de fortalecimiento:

- **Aumentan la densidad ósea, ayudando a prevenir la osteoporosis**
- **Mejoran el equilibrio, previniendo caídas y lesiones**
- **Disminuyen la presión arterial, los niveles de colesterol y el riesgo de sufrir derrames cerebrales, diabetes, cáncer y artritis**
- **Aceleran el metabolismo para que queme grasa las 24 horas del día**
- **Elevan los niveles de energía para que se pueda disfrutar un estilo de vida más activo**
- **Fomentan un mejor estado de ánimo y mejores patrones de sueño al liberar endorfinas**
- **Acaban con las constantes subidas y pérdidas de peso**

cuerpo. A más tejido muscular, mayor eficiencia para quemar la grasa. (Véase el Capítulo 5 para comprender el poder quemador de grasa que existe por la mañana).

Acelera tu quemador de grasa

Imagínate que fueras un Volkswagen escarabajo, pero que tu mecánico mejoró tu motor poniéndole uno más potente, por ejemplo, el de un Porsche. ¿Consumiría más combustible este motor más potente? Sí. Lo mismo sucede cuando se hacen ejercicios de fortalecimiento. Se crean más músculos (un motor más fuerte) y se quema más grasa (el combustible).

Además de fortalecer los músculos, los ejercicios de fortalecimiento también refuerzan el metabolismo. El tejido muscular no adiposo es muy "activo" y necesita más calorías para sobrevivir. Este tejido muscular consume calorías y te ayudará a adelgazar y a mantenerte así. ¡Entre más tejido muscular no adiposo tengas, más grasa corporal quemarás!

Imagínate que agregaras 5 libras (2 kg) de tejido muscular no adiposo a tu cuerpo durante los próximos meses. (La libra de músculo ocupa mucho menos espacio que una libra de grasa). Estarías quemando 250 calorías adicionales diariamente sin haber modificado tu alimentación. Es decir, estarías quemando más de 25 libras (11 kg) de grasa por cada año que conservaras ese tejido muscular. Acuérdate de que mi programa te permitirá acumular tejido muscular no adiposo, además de que seguirás mi programa de alimentación Engrasa y Adelgaza. Al sumar los dos elementos te garantizo que notarás los resultados: una pérdida de peso de 2 libras (900 g) en promedio por semana. Cuando se baja de peso, normalmente el 75 por ciento del peso perdido corresponde a grasa y el 25 por ciento a tejido muscular. No obstante, al hacer ejercicios de fortalecimiento prácticamente se pierde sólo grasa y nada de músculos. Los tejidos no adiposos del cuerpo, como los músculos, obtienen entre el 75 y el 95 por ciento de su energía de la grasa corporal, de modo que por cada libra (450 g) de músculos que se adquieren se queman aproximadamente 50 calorías más al día. Por lo tanto, entre más tejido no adiposo se tenga, más grasa corporal se perderá, incluso por la noche mientras se duerme. En lugar de quemar sólo 60 calorías de grasa por hora al permanecer sentado en una silla en el trabajo, se quemarán 120 calorías de grasa por hora haciendo exactamente lo mismo.

Te sentirás más joven y fuerte

Además de lucir mejor, también te sentirás mejor. Sin lugar a dudas te sentirás más joven, porque los ejercicios de fortalecimiento atrasan el reloj del envejecimiento. Según un estudio realizado con mujeres posmenopáusicas, sólo 1 año de este tipo de entrenamiento basta para que el cuerpo rejuvenezca

Dudas comunes

¿Los ejercicios de fortalecimiento de tu programa 8 Minutos por la Mañana me harán lucir como una levantadora de pesas?

Señoras, no se preocupen por desarrollar músculos enormes. Las mujeres no producen tanta testosterona, la hormona productora del crecimiento, como los hombres, quienes fabricamos hasta 30 veces más. Las fisicoculturistas observan un programa de entrenamiento muy diferente y sólo el uso de esteroides les da esa apariencia de "machotes". Les prometo que sus músculos se pondrán más firmes, más *sexy* y mejor proporcionados. . . no más voluminosos.

de 15 a 20 años. Los ejercicios de fortalecimiento también animan a hacer más ejercicio a lo largo del día.

Cuando tus músculos empiecen a hacerse más fuertes —normalmente a la segunda o tercera semanas—, de repente estarás haciendo cosas que nunca creíste posibles. Optarás por

salir a caminar por la noche en vez de sentarte frente al televisor. Querrás subir por las escaleras en el trabajo y a lo largo de tu jornada laboral te levantarás del escritorio para descansar brevemente caminando. Preferirás emplear tus pies antes que las escaleras mecánicas, los elevadores y las bandas móviles. Todo ello te ayudará a obtener resultados más pronto.

¿Y recuerdas lo que comenté acerca del ejercicio aeróbico, en el sentido de que es demasiado difícil cuando se tiene sobrepeso? Con los ejercicios de fortalecimiento no sucede lo mismo. Mi programa no te hará sentirte incómodo jadeando ni resoplando. Con excepción de unos cuantos juegos de mancuernas (pesas de mano), tampoco necesitarás ropa ni equipo especial. Aunque nunca hayas logrado bajar ni una libra o kilo por medio de aeróbicos u otros programas de ejercicios, te garantizo que lograrás resultados sorprendentes con 8 Minutos por la Mañana. . . ¡y que 8 Minutos por la Mañana te hará sentirte sensacional!

Cómo funcionan los ejercicios de fortalecimiento

Al comenzar mi programa de 28 días ejercitarás dos grupos diferentes de músculos diariamente. El domingo será tu día libre.

Lunes: Pecho y espalda *A*   **Jueves:** Partes posterior de los muslos y cuádriceps *A*

Martes: Hombros y abdominales *B*   **Viernes:** Pantorrillas y glúteos *B*

Miércoles: Tríceps y bíceps (brazos)   **Sábado:** Partes interior y exterior de los muslos *C*

Cada día del programa harás dos ejercicios nuevos. Se trata de uno de los aspectos más singulares del programa 8 Minutos por la Mañana: he combinado los ejercicios para que constantemente puedas presentarles nuevos desafíos a tus músculos. Todos los días descompondrás tejido muscular, lo cual es bueno porque así es cómo se desarrolla el cuerpo. Después de cada sesión de ejercicio, tu cuerpo se pondrá a trabajar para reparar el tejido muscular y te harás más fuerte. La próxima vez que levantes la misma mancuerna, no la sentirás tan pesada.

Esta etapa de reparación muscular se llama "poscombustión". Tu metabolismo seguirá acelerado durante horas después de que termines tu programa 8 Minutos por la Mañana: del 7 al 12 por ciento más durante por lo menos 15 horas, lo que equivale a 600 calorías adicionales quemadas. Por el contrario, después de hacer ejercicio aeróbio, tu metabolismo regresa a su estado normal en 1 hora, quemando sólo de 15 a 50 calorías adicionales.

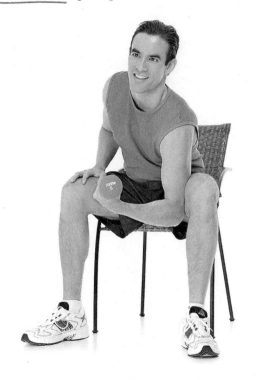

Escoge tus pesas

Para hacer tus ejercicios de 8 Minutos por la Mañana sólo necesitarás unas mancuernas, una silla y una toalla o tapete.

Te recomiendo mucho que compres tres juegos de mancuernas: uno ligero, uno mediano y uno pesado. Así te asegurarás de ejercitar eficazmente tanto tus músculos

¿Por qué 8 Minutos por la Mañana es un programa tan inteligente?

Los ejercicios de fortalecimiento de mi programa son perfectos para la gente ocupada. A continuación expondré sólo unas cuantas de las razones concretas por las que 8 Minutos por la Mañana es la manera más eficaz de bajar de peso.

• Mi programa te anima a que te entrenes por la mañana. Cuando haces ejercicios de fortalecimiento por la mañana en lugar de más tarde, la aceleración inmediata de tu metabolismo te durará todo el día. Una vez que hayas hecho tus ejercicios de 8 Minutos por la Mañana, tu cuerpo trabajará arduamente para construir tu tejido muscular, lo cual acelerará tu metabolismo tremendamente. Y ese es sólo uno de los muchos beneficios de hacer ejercicio por la mañana.

• Otros programas de fortalecimiento te obligan a pasar 40 minutos o más en el gimnasio, pero el mío contiene una serie especial de ejercicios que sólo requieren 8 minutos al día. Diseñé y probé estos ejercicios basándome específicamente en la información proporcionada por mis millones de ciberclientes. Me dijeron que no tenían tiempo para ir al gimnasio y que querían hacer ejercicio en casa sin comprar equipo especial.

• Mis combinaciones de ejercicios de fortalecimiento, de probada eficacia, son las más efectivas que hay. Las probé con mis ciberclientes y funcionan. Si continuamente ejercitas diferentes grupos musculares todos los días, tu metabolismo se acelerará al máximo.

• Combiné mis ejercicios de fortalecimiento con otros dos componentes que resultarán en la máxima pérdida de peso para ti. Al primero lo llamo la Ventaja Emocional. Se trata del elemento de motivación de 8 Minutos por la Mañana y te mantendrá bien encaminado hacia tu meta. El segundo es mi programa alimenticio Engrasa y Adelgaza, con el que lograrás resultados sumamente importantes. Para garantizar tu éxito, deberás utilizar los tres aspectos del programa 8 Minutos por la Mañana al mismo tiempo.

menores como los mayores. Para calcular qué pesas comprar, haz la prueba del *curl* de bíceps.

1. Escoge una pesa que pienses puedas levantar 12 veces sin descansar.
2. Con una mancuerna en cada mano, levántalas repetidamente.
3. Si puedes hacer más de 12 repeticiones, la pesa es demasiado ligera. Si no llegas a 12 repeticiones, es demasiado pesada. Si puedes hacer 12 repeticiones pero no 13, has encontrado la pesa mediana correcta.

8 minutos hacia el éxito

¡La familia Raymond bajó 33 libras (14.8 kg)!

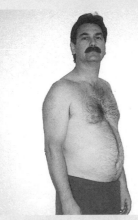

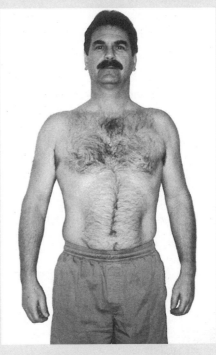

SAM ANTES

"Después de dar con el programa de Jorge decidimos realizarlo como familia. Se trata de algo que nos puede beneficiar a todos y nos podemos apoyar entre nosotros. Nos levantamos para hacer los ejercicios juntos, ¡lo cual nos toma menos de 15 minutos diarios! Nos hemos vuelto más activos como familia, lo que ha enriquecido nuestras vidas y estrechado nuestra relación. Hasta ahora Sam ha bajado 16 libras (7 kg), yo 10 (4.5 kg) y Nicolas 7 (3 kg). Nos sentimos más fuertes y con más energía e incluso dormimos mejor".

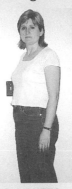

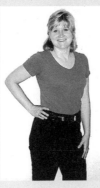

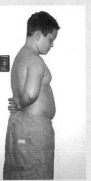

CARRIE ANTES

NICOLAS ANTES

4. Para seleccionar tus pesas ligeras, resta de 2 a 3 libras al peso de la mediana. Por ejemplo, si escogiste una mancuerna mediana de 8 libras, tendrías que seleccionar una de 5 ó 6 libras como la más ligera. Si vas a utilizar pesas en kilogramos, resta de 1 a 2 kg al peso de la mediana. Entonces, si tu mancuerna mediana pesa 4 kg, por ejemplo, compra una de 2 ó 3 kg para servirte de pesa ligera.

5. Para seleccionar las mancuernas pesadas, suma de 2 a 3 libras al peso de la mediana. Si tu pesa mediana es de 8 libras, debes seleccionar una de 10 libras. Si la mediana es de 3 kg, compra una que pese 4 ó 5 kg.

Puedes comprar pesas de mano de hasta 20 libras (o 10 kg, que es más o menos lo mismo) en almacenes (tiendas de departamentos). Si necesitas mancuernas más pesadas tendrás que ir a una tienda de artículos deportivos. También puedes pedirlas en mi sitio *web*, www.jorgecruise.com/compras. Las pesas de segunda mano también sirven.

CAPÍTULO 5

Amanecer como nuevo

¿Por qué ejercitarse por la mañana?

Cuando les sugiero a mis clientes que se levanten 8 minutos más temprano por la mañana para hacer ejercicio, algunos me dicen: "Oh, no soy madrugador. Eso nunca me funcionará. En cuanto suena el despertador, pulso el botón de repetición" (*snooze button*). Si continúas pensando así, eso es justamente lo que pasará.

Estoy convencido de que no hay nadie que no sea madrugador. Es cuestión de actitud. Yo solía desvelarme porque pensaba que era un noctámbulo. Nuestros pensamientos son poderosos y controlan nuestras acciones. Leía, veía la televisión, escuchaba música y hablaba por teléfono con mis amigos. Cuando comencé a ejercitarme por la mañana me resultó muy difícil hacerlo con regularidad. Es duro levantarse por la mañana si apenas te acostaste unas cuantas horas antes.

Pero estaba motivado para cambiar la situación completamente. Sólo hacía falta recordarme el cáncer de próstata de mi papá, la muerte de mi abuela a causa de un derrame cerebral y el susto que mi abuelo se llevó por su presión arterial alta para convencerme de dormir bien durante la noche. Cuando hacía ejercicio por la mañana me sentía de maravilla durante el resto del día. Ahora no me acuesto después de las 10:00 P.M. y me levanto a las 6 A.M.

8 minutos hacia el éxito

¡Lisa bajó 17 libras (7.6 kg)!

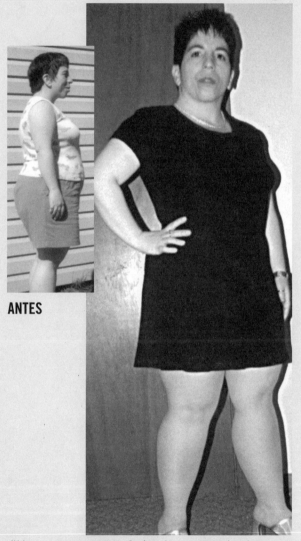

ANTES

"Una vez que empecé simplemente quise hacer más y más. Es maravilloso sentir el deseo de subir las escaleras a pie o de ir caminando a la tienda de la esquina en lugar de llevar el carro".

Despiértate

Quiero compartir contigo la historia de Lisa Kasirye, una de mis ciber-clientes. Trabaja de las 9:30 A.M. a las 6:00 P.M. Después cocina, limpia la casa y a veces asiste a clases nocturnas. Cuando la conocí, ni siquiera se le ocurría prepararse para la cama hasta después de las 10:00 P.M. Al comenzar el programa me dijo que todas las mañanas se quedaba dormida, ex-hausta, hasta las 8:30. Se la pasaba dur-miendo la mayor parte del fin de semana. No encontraba una buena razón para levantarse más temprano.

Entonces Lisa se comprometió a llevar a cabo el programa 8 Minutos por la Mañana. Al principio sólo se le-vantaba 15 minutos antes de lo normal. Después de un par de semanas con el programa ya había bajado de peso y su nivel de energía se había disparado. "Tengo energía para realizar mi sesión de ejercicio y también para salir a caminar. ¡Lo disfruto! Esta increíble energía es algo con lo que nunca soñé. Me siento tan revitalizada que quiero vivir la vida al máximo", me dijo.

8 minutos hacia el éxito

¡Howard bajó 91 libras (40.7 kg)!

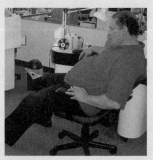

"El programa me dio resultados fabu-losos sin ningún es-fuerzo. Me doy el gusto de comer chocolate de vez en cuando y mi meta-bolismo 'quema-grasa' fácilmente quema las calorías adicionales". **ANTES**

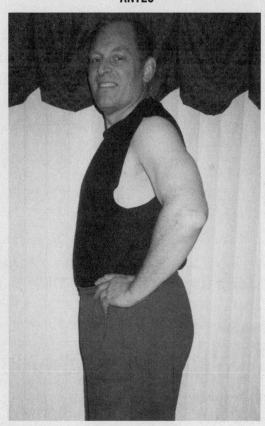

Después de 9 semanas con el programa había perdido 17 libras (8 kg). "Una vez que empecé simplemente quise hacer más y más. Es maravilloso sentir el deseo de subir las escaleras a pie o de ir caminando a la tienda de la esquina en lugar de llevar el carro", dijo.

Si crees que Lisa es una excepción, piénsalo dos veces. Mi programa afectó a Howard Joseph de la misma manera.

Howard trabajaba turnos de 12 a 14 horas como enfermero profesional. También se ocupaba como mentor voluntario de alumnos de secundaria (preparatoria). Pesaba 308 libras (138 kg) y no disponía de mucho tiempo libre. Si no hacía ejercicio por la mañana, no iba a hacer nada.

Comenzó levantándose unos minutos antes para llevar a cabo su rutina de 8 Minutos por la Mañana. Con mi programa perdió 91 libras (40.7 kg), cambió su alimentación, convirtió su dormitorio (recámara) en un gimnasio y empezó a levantarse a las 4:30 A.M. para hacer sus ejercicios y después caminar rápidamente 4 millas (6 km). "Los ejercicios matutinos son geniales y el efecto realmente se va acumulando —comentó Howard—. A mí el programa matutino de ejercicio me ha dado resultados maravillosos sin esforzarme".

¡Sin esforzarse!

Otro de mis clientes, Joseph Newsome, lo expresó de este modo: "Los ejercicios matutinos dan comienzo a mi día y me dejan sintiéndome de maravilla. Mi energía ha subido a un nivel que no recuerdo haber tenido nunca. ¡Empiezo el día lleno de energía!".

Los beneficios de la mañana

Cuando mis clientes me preguntan si pueden hacer sus 8 Minutos de ejercicio a la hora que sea, les digo que perderían tres beneficios muy importantes. El ejercicio matutino:

- Acelera tu metabolismo: ¡ACELÉRALO!
- Te mantiene haciendo ejercicio con regularidad: ¡MANTENTE!
- Te permite disfrutar tu proceso de adelgazamiento: ¡DISFRÚTALO!

¡ACELÉRALO!
¡MANTENTE!
¡DISFRÚTALO!

Al levantarnos por la mañana tenemos el metabolismo lento porque se ha reducido mientras dormimos. Al hacer ejercicio el metabolismo se acelera. Ejercitarse por la mañana aumenta el metabolismo de forma natural en el momento en que es más lento. Lo esencial es que fisiológicamente se quema más grasa al ejercitarse por la mañana, aprovechando mejor el tiempo de ejercicio.

La mañana es el único momento del día que la mayoría de las personas pueden controlar. Más tarde surgen distracciones. Hay que atender cosas —incluyendo al cónyuge, los hijos, el trabajo— que quitan tiempo e interrumpen el programa. Puedes decidir que harás tus ejercicios a la hora del almuerzo, pero entonces una amiga te pide que almuerces con ella y piensas: "Bueno, los haré cuando salga de trabajar". No obstante, después del trabajo tu hijo de 10 años necesita que le ayudes con la tarea. Luego tu esposo quiere acurrucarse contigo en el sofá y finalmente terminas el día sin haber hecho nada de ejercicio.

Una investigación llevada a cabo por la Clínica Mollen de Phoenix, que abarcó a 500 personas, demostró que sólo el 25 por ciento de las personas que se ejercitan por la tarde cumplen regularmente con sus rutinas de ejercicio, en comparación con el 75 por ciento de las personas que se ejercitan por la mañana. En resumidas cuentas, cuando uno se compromete a hacer ejercicio por la mañana evita las excusas y se deshace de la grasa más pronto. De acuerdo con el fundador de la clínica, Art Mollen, D.O.: "Conforme avanza el día la gente saca el arco y las flechas y sale a cazar excusas para no hacer ejercicio, como tener que trabajar un poco más tarde, hacer mandados o salir con los amigos".

Por su parte, en un estudio realizado por la Universidad Leeds en Inglaterra, los investigadores descubrieron que las mujeres que programan sus sesiones de ejercicio por la mañana afirman sufrir menos tensión y sentir más satisfacción que quienes no se ejercitan por la mañana. Al hacer ejercicio a primera hora del día se envía una señal a la glándula pituitaria para que libere endorfinas, unas drogas que el cuerpo segrega de forma natural para que uno se sienta bien.

Entre más endorfinas haya en el torrente sanguíneo, mejor se siente uno. Al hacer ejercicio por la mañana uno se siente y se desenvuelve mejor durante el día, pase lo que pase, ya sea que se quede atascado en un embotellamiento (tranque, tapón), deba tratar con un compañero de trabajo pesado o tenga que cuidar a un hijo enfermo.

Ejercitarse por la mañana ofrece otros beneficios que vale la pena tomar en cuenta. En primer lugar, un estudio llevado a cabo por la Universidad de Indiana en Bloomington indica que las sesiones de ejercicio realizadas por la mañana reducen la presión arterial. De hecho, según esta investigación las personas que hacen ejercicio a esta hora del día experimentan una baja de 8 puntos en su presión sistólica (la cifra superior) que les dura 11 horas. Su presión diastólica (la cifra inferior) se reduce en 6 puntos hasta por 4 horas después de haber hecho ejercicio. Las personas que se ejercitan por la tarde no muestran reducciones significativas de su presión arterial.

Según el Colegio Estadounidense de Medicina Deportiva en Indianápolis, ciertas pruebas confirman que las respuestas hormonales a los ejercicios de fortalecimiento son más marcadas por la mañana. Los niveles de testosterona, la principal hormona que interviene en la

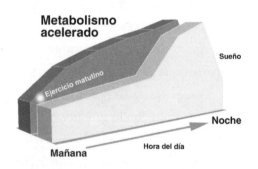

A pesar de que el metabolismo se acelera naturalmente en algún momento después del mediodía, hacer ejercicio por la mañana lo acelera enseguida, de modo que puedas cosechar los beneficios durante todo el día.

Los secretos del sueño

A medida que avances con el programa 8 Minutos por la Mañana te resultará cada vez más fácil levantarte, porque empezarás a tener muchas ganas de hacer tus ejercicios. Ten paciencia. Conforme bajes de peso y te pongas en forma tu nivel de energía aumentará. A continuación te daré algunos *tips* para ayudarte a pasar la primera semana.

Empieza poco a poco. El reloj interno de tu cuerpo ya está puesto y te costará trabajo dormirte una hora o más antes de lo acostumbrado. Ve adelantando tu hora de acostarte en 15 minutos cada vez.

Deja de tomar cafeína en exceso. Entre más dependas de la cafeína, más difícil te resultará levantarte por la mañana. Intenta tomar el café mitad con cafeína y mitad descafeinado. A continuación cambia a té, que contiene menos cafeína, o bien a café totalmente descafeinado. Luego opta por el té verde o descafeinado.

Crea un santuario para el sueño. Si sueles sentirte fatigado durante el día aunque duermas 8 horas o más, probablemente no estés durmiendo bien. No recurras a somníferos, pues sólo empeorarán las cosas. En cambio, intenta eliminar lo que posiblemente te esté manteniendo despierto. Cuelga unas persianas que oscurezcan el dormitorio (recámara), ponte tapones en los oídos para eliminar el ruido o date un baño caliente antes de dormir.

Oblígate a levantarte. Deberías comenzar cuanto antes a levantarte de 10 a 15 minutos antes de tu hora habitual, lo que te dará tiempo suficiente para hacer los ejercicios y desayunar. Pon un despertador (con el volumen al máximo) en la habitación de al lado para que tengas que levantarte para apagarlo. Una vez que hayas caminado todo ese trecho, es muy probable que permanezcas levantado y hagas tus ejercicios del programa. Además, cuando te duermas por la noche repite la siguiente afirmación: "Me levantaré a las [inserta la hora]".

formación de tejido muscular, son más elevados a primera hora del día, cuando el cuerpo está en reposo. Además, los niveles de testosterona se elevan de manera más pronunciada después de una sesión de ejercicios de resistencia llevada a cabo por la mañana que en la tarde o al principiar la noche. Este dato sugiere que el potencial de los ejercicios de fortalecimiento para formar músculos posiblemente alcance su nivel más alto antes del mediodía.

En resumidas cuentas, hacer ejercicio es lo mejor para producir endorfinas y te brinda el impulso máximo para disfrutar tu nuevo estilo de vida. Te sentirás más sano después de tus sesiones matutinas, y eso te ayudará a concentrarte en tu plan alimenticio Engrasa y Adelgaza y a motivarte en cada etapa del proceso.

Dormir repara los músculos y da firmeza a tu cuerpo

A la mayoría de la gente le resulta difícil levantarse por la mañana porque no han dormido lo suficiente por la noche. En promedio y por regla general, a la mayoría regularmente le falta por lo menos una hora de sueño.

Además de alimentarse bien y de hacer ejercicio, dormir es uno de los factores más importantes para tener una vida larga y saludable. Si no se duerme lo suficiente, se come más sólo para mantenerse despierto. Además, diversos estudios indican que la falta de sueño también puede hacer más lento el metabolismo, impidiéndole al cuerpo aprovechar la glucosa de manera eficaz.

La falta de sueño también afecta los niveles de leptina, la hormona que produce una sensación de saciedad. Cuando anda baja se despierta un antojo de dulces como caramelos, postres e incluso féculas.

No obstante, los peores efectos de la falta de sueño tienen que ver con los niveles de la hormona del crecimiento. La hormona del crecimiento afecta la proporción de grasa y músculos del cuerpo, además de reparar estos últimos durante el sueño. Si no se duerme lo suficiente durante la noche, la sesión diaria de ejercicio resulta más ardua de lo debido y se hace más difícil producir tejido muscular y mantener a raya la grasa.

Tienes que prometerte a ti mismo que realmente empezarás a acostarte más temprano. Te ayudará a levantarte más temprano y a bajar de peso más pronto. Tan importante es para ti.

CAPÍTULO 6

Engrasa y Adelgaza

Recupera el placer de comer a la vez que bajas de peso

P ara obtener los resultados que deseas, tienes que combinar tu rutina de 8 Minutos por la Mañana con mi programa alimenticio, que se llama Engrasa y Adelgaza. No digo "engrasa" porque vayamos a aplicarte la aceitera como lo hicieron con el Hombre de Hojalata en *El mago de Oz*, sino porque como nutriente la grasa es un elemento clave de mi programa para bajar de peso. Tal vez creas que estoy loco, porque nos han programado para pensar que todos los

Engrasa y Adelgaza   51

¡INHIBE!
¡ABRE!
¡QUEMA!

tipos de grasa son malos y sólo sirven para engordar. Sin embargo, no es así. Nos han orientado mal. De hecho, una alimentación sin grasa es una de las *peores* estrategias que pueden emplearse para bajar de peso. Si esto te tiene rascando la cabeza, tranquilízate. Más abajo te explico cómo funciona mi plan "Engrasa y Adelgaza". Por el momento vamos a hablar de las Tarjetitas Alimenticias.

Las grasas

He dividido el programa en siete grupos de alimentos diferentes: Grasas, Proteínas, Carbohidratos complejos, Productos lácteos, Verduras, Frutas, así como Meriendas (refrigerios, tentempiés) y antojos. Al desglosar los grupos de alimentos y seguir el Sistema de Tarjetitas Alimenticias (véase la página 78) te resultará muy fácil controlar lo que comes. Las Tarjetitas Alimenticias te ayudarán a asegurarte de ingerir todos los alimentos correctos y te informarán sobre las características benéficas y perjudiciales de cada uno de ellos. Entre más comprendas qué estás comiendo y por qué, podrás hacer mejores elecciones. (Y, como siempre, debes tomar agua. . . no menos de ocho vasos al día).

Ciertas grasas se consideran "buenas". Ingeridas con las comidas, son fundamentales para incrementar la pérdida de peso al máximo. Estas grasas saludables te ayudarán a adelgazar de tres maneras sorprendentes.

• Son unos inhibidores fundamentales del apetito: ¡INHIBE!
• Ayudan a abrir los depósitos de grasa corporal: ¡ABRE!
• Aceleran el metabolismo, ayudándolo a quemar más grasa corporal: ¡QUEMA!

Imagínatelo como un mantra: "¡Inhibe, abre y quema!". Así podrás "engrasar" tu alimentación y adelgazar al mismo tiempo. Sigue leyendo para ver por qué las dietas bajas en grasa y sin grasa no son la solución. Además, aprende cuáles son las grasas buenas, cómo funcionan exactamente y en qué alimentos se encuentran.

El gran malentendido sobre la grasa

La grasa ha adquirido una mala reputación a lo largo de la década pasada. Los artículos de las revistas, los vendedores de alimentos e incluso los expertos en adelgazamiento nos han dicho que todas las grasas son malas y que consumir cualquier tipo de grasa lo engorda a uno.

La causa es que los científicos solían pensar que se baja de peso al eliminar las grasas de la

Evita la trampa de la grasa

Para evitar las grasas poco saludables que engordan necesitas saber en qué clase de alimentos se esconden. A continuación encontrarás algunos ejemplos de dos tipos específicos de grasa nada saludable.

Grasas saturadas. Se encuentran exclusivamente y en grandes cantidades en productos de origen animal como la carne de res, la leche, el queso, las carnes frías de cerdo (tipo fiambre), la mantequilla y el tocino. Puedes evitar estas grasas —y continuar comiendo productos de origen animal— siempre y cuando:

• Elijas opciones más bajas en grasa como el pollo y el pavo (chompipe) de carne blanca sin pellejo y los productos lácteos de grasa reducida. En el caso de la carne roja, busca las opciones que menos grasa tengan (*ground sirloin* o *ground round*, bisteces *sirloin*, carne fría de cerdo de grasa reducida y tocino y jamón de grasa reducida). También te recomiendo que pruebes las versiones de soya de la carne tradicional. Saben deliciosas y son mucho más saludables.

• Vigiles el tamaño de tu porción. Utiliza la carne y los productos lácteos como condimentos, no como plato fuerte. Limítate a una porción de 3 a 6 onzas (de 84 a 168 g) de carne al día, del tamaño aproximado de una o dos barajas. Mi Sistema de Tarjetitas Alimenticias te ayudará a observar este régimen.

Ácidos transgrasos. Los ácidos transgrasos, que también se llaman grasas hidrogenadas, no cumplen con ninguna función física en el cuerpo. Se trata de un tipo de grasa que puede eliminarse totalmente de la alimentación sin que el cuerpo note la diferencia. Estas grasas se producen cuando los alimentos se procesan, así que se encuentran en casi todos los productos envasados o que han sufrido alguna modificación de su estado natural. Los perjudiciales ácidos transgrasos por lo común se encuentran en los *biscuits*, los pasteles (bizcochos, tortas, *cakes*), los panecillos de canela, las papitas fritas, las galletas (*crackers*), los *donuts* (donas), los *muffins*, las conchas para pasteles (pays, tartas, *pies*), muchos tipos de palomitas (rositas) de maíz (cotufo) y la manteca vegetal.

alimentación. Basaban esta creencia en una serie de factores, entre ellos el hecho de que 1 gramo de grasa contiene 9 calorías, mientras que 1 gramo de carbohidratos o proteínas sólo tiene 4. A este dato se agregaba la idea errónea de que cualquier tipo de grasa dietética se convierte en grasa corporal más fácilmente que los carbohidratos o las proteínas.

Esta forma de pensar fomentó y perpetuó la manía antigrasa, que les ha dado ganancias de millones de dólares a las empresas de alimentos. Para corroborarlo sólo tienes que ir al súper (colmado) a recorrer un pasillo tras otro lleno de versiones sin grasa de tus alimentos favoritos.

Sin embargo, a pesar de la manía antigrasa la gente siguió subiendo de peso. Compraban galletitas (*cookies*), papitas fritas y pastelillos sin grasa, pero sus cinturas se fueron ensanchando. ¿Cómo era posible? En primer lugar, para que los alimentos sin grasa tuvieran un buen sabor los fabricantes les añadían más azúcar. Por lo tanto, la versión sin grasa de la galletita o la tarta (pay) de queso terminaba con el mismo número de calorías como la versión que contenía más grasa. Si bien la gente consumía menos grasa, ingería la misma cantidad de calorías o incluso más. Por ejemplo, si comes un paquete de galletitas sin grasa con la misma cantidad de calorías que las que contienen grasa, no has logrado nada si tu meta es adelgazar. ¿Por qué? Porque a fin de cuentas lo que cuenta son las calorías. Es muy sencillo. Si te excedes en las calorías y no las quemas mediante el ejercicio, tu cuerpo las almacena y engordas. No importa que estas calorías procedan de un alimento con grasa o sin grasa. Tu cuerpo no distingue entre el uno y el otro. Otro problema con la manía antigrasa fue que mucha gente pensaban que podían comer todos los alimentos sin grasa que quisieran. Pensaban que no habría problema mientras evitaran la grasa. Sin embargo, de nueva cuenta es cuestión de calorías. Si comes tres paquetes de galletitas sin grasa estás consumiendo un montón de calorías. Si no las quemas, las volverás a encontrar en tu cintura, asentaderas y muslos, entre otras partes.

Las grasas que adelgazan

Entonces, ¿en qué quedamos? ¿Consumimos grasa o no? Mi respuesta es: sí debes consumir grasa. . . pero del tipo correcto. Algunas grasas no son buenas para la salud y se convierten en grasa corporal más rápidamente, sobre todo las grasas saturadas, las hidroge-nadas, las fritas o las procesadas con calor. Estas grasas se encuentran en la carne de res, la mantequilla, la margarina, el pollo frito y los *donuts* y tienden a provocar aún más hambre. (No te preocupes, estos alimentos no quedan prohibidos por completo. Luego te explico cómo puedes disfrutarlos). Si alguna vez te las has comido, sabes exactamente de qué estoy hablando. Una compañera de trabajo lleva una caja de *donuts* a la oficina y de-cides comerte uno para darle gusto. De repente ya te comiste dos *donuts* y una bolsa de pa-pitas fritas.

Diversos estudios demuestran que estos tipos de grasa de hecho producen adicción y des-piertan el deseo de comer más. También son malísimas para la salud. El consumo de grasas saturadas e hidrogenadas se ha asociado con casi todos los males que conocemos, desde las enfermedades cardíacas hasta la diabetes o el cáncer.

Mi programa Engrasa y Adelgaza no recomienda estas grasas, pero puedes ingerirlas con moderación. Lo importante ahora es que descubras las grasas buenas que quiero que incorpores a todas tus comidas. Se trata de las *grasas omega*. A diferencia de las que te señalé anteriormente, te ayudarán a *adelgazar* y al mismo tiempo les darán un sabor delicioso a tus alimentos.

¿Qué son las grasas omega exactamente? También se les conoce como ácidos grasos esenciales, porque son grasas que el cuerpo no puede fabricar y que le hacen falta para funcionar en su nivel óptimo. El cuerpo casi nunca las almacena en forma de grasa porque las utiliza para asegurar la función cerebral así como para mantener la salud de las membranas celulares y la piel y la fuerza del cabello y las uñas. Las grasas omega están directamente relacionadas con miles de funciones metabólicas imprescindibles para vivir.

Tres de las grasas omega más conocidas y estudiadas son las omega-3, las omega-6 y las omega-9. Si bien las grasas omega-9 no se consideran esenciales, son muy importantes porque aumentan los beneficios de las omega-3. Te recomiendo mucho que incluyas los tres tipos de grasa en tu plan alimenticio.

¿Y cómo es que las grasas omega sirven para adelgazar? Según lo comenté al principio de este capítulo, las grasas omega te brindarán tres beneficios sorprendentes en lo que se refiere a la pérdida de peso.

Abajo con el apetito

Es posible que el beneficio más poderoso que se obtiene al ingerir grasas omega es que son lo mejor para inhibir el apetito. Al agregar grasas omega a los alimentos o tomarlos con la comida se disfruta una intensa sensación de saciedad, plenitud y satisfacción. Las grasas omega hacen que el estómago retenga la comida por un período de tiempo más largo en comparación con los alimentos sin grasa o bajos en grasa, porque para digerir las grasas se requiere más energía que en el caso de las proteínas o los carbohidratos. Por lo tanto, permanecen en el estómago por más tiempo que otros alimentos y ayudan a estimular la liberación de colecistoquina (o *CCK* por sus siglas en inglés), una hormona intestinal que le indica al cerebro cuándo dejar de comer. Según estudios realizados por la Universidad Estatal de Pensilvania en University Park y la Universidad Thomas Jefferson–Colegio Jefferson de Medicina en Filadelfia, Pensilvania, de todos los nutrientes que se pueden ingerir las grasas omega son las que más promueven la sensación de plenitud y saciedad. En otras palabras, uno queda satisfecho con menos comida y la sensación se mantiene por períodos de tiempo más prolongados. . . hasta 6 horas.

Mi buena amiga Jade Beutler, autora de dos libros maravillosos sobre las grasas y el lino (*flax*), me comentó una metáfora estupenda que nunca olvidaré. Según ella, cuando

Tabla de consulta rápida para engrasar y adelgazar

Omega-3. Puedes obtener esta grasa del aceite de semilla de lino (linaza, *flaxseed oil*) (te recomiendo que esta sea la grasa principal que agregues a tus comidas). Usa el aceite con tus ensaladas o pan y agrégalo a las sopas (después de cocinarlas) y al yogur. No cocines con esta grasa.

Omega-6. La grasa omega-6 se encuentra en los alimentos envasados como las hojuelas y otros productos que se compran en las tiendas. La obtienes en cantidades suficientes, así que no necesitas agregarla a tus comidas.

Omega-9. El aceite de oliva, los aguacates (paltas), los cacahuates (maníes), las almendras y las nueces de macadamia contienen grasas omega-9. Es el segundo mejor aceite que puedes agregar a tus comidas porque le permite a tu cuerpo asimilar mejor las grasas omega-3. El aceite de oliva debería ser la grasa que más uses para cocinar. Al comer en restaurantes, pide aceite de oliva para tu ensalada, en vez de aliño (aderezo), y remoja el pan en él en lugar de utilizar mantequilla.

se consumen grasas omega uno es como un automóvil supereficiente que recorre 30 millas por galón (13 km por litro) de combustible, a diferencia de un "tragagasolina" que recorre 10 millas por galón (4.3 km por litro) (cuando sólo se ingieren alimentos sin grasa). El "tragagasolina" gasta más combustible en menos tiempo, por lo que debe detenerse con mayor frecuencia en el surtidor (o refrigerador) para cargar gasolina. Al tomar las comidas con grasas omega, automáticamente se obtiene un mejor "consumo de gasolina por milla".

Y ahí está la clave. También tú te sentirás satisfecho por más tiempo y no experimentarás punzadas de hambre ni el deseo de tomar una merienda (refrigerio, tentempié) entre comidas.

Cómo aprovechar –y eliminar– las reservas de grasa

Ingerir las cantidades adecuadas de grasas omega ayuda a *abrir los depósitos de grasa corporal para aprovecharla mejor como energía*. Las grasas omega equilibran la proporción de insulina con respecto a glucagón en el cuerpo. Cuando se comen alimentos azucarados, el organismo segrega la hormona insulina para eliminar el exceso de azúcar. Al ingerir comidas excesivamente azucaradas se libera demasiada insulina, lo cual impide que el glucagón, la hormona pancreática fundamental, actúe eficazmente dentro del cuerpo. El glucagón es una hormona clave que le permite al cuerpo quemar sus depósitos de grasa. Una alimentación rica en grasas omega ayuda a equilibrar los niveles de insulina de modo que el glucagón se libere, los depósitos de grasa corporal se abran y esta grasa corporal no deseada empiece a convertirse en energía.

Cómo quemar grasa corporal

Las grasas omega aceleran la velocidad metabólica del cuerpo, ¡lo cual a su vez ayuda a quemar más grasa corporal! Ninguna otra grasa del mundo lo hace. El metabolismo se acelera de dos formas naturales y saludables. El cuerpo utiliza las grasas omega inmediatamente para mantener la integridad y el funcionamiento de sus 75 billones de membranas celulares. A su vez, unas membranas celulares más saludables mejoran los "vehículos" que transportan el oxígeno, uno de los elementos fundamentales para la quema diaria de grasa.

Entre más oxígeno se tenga, más fácil le resulta al tejido muscular convertir la grasa corporal en la energía que necesita para mantenerse.

La grasa corporal que queremos quemar, la llamada grasa blanca, se encuentra justo debajo de la piel. Hay otro tipo de grasa, la grasa parda, que se encuentra en el interior del cuerpo, donde envuelve los órganos vitales como el corazón, los riñones y las glándulas suprarrenales. También protege la espina dorsal, el cuello y los principales vasos sanguíneos torácicos.

Al *activar* la grasa parda, el cuerpo quema más calorías para obtener calor en lugar de retenerlas para el aprovechamiento futuro. La grasa parda no es una grasa de almacenamiento como la blanca, sino más bien un motor que quema calorías. Ann Louise Gittleman, M.S., C.N.S., una de las nutriólogas más destacadas de los Estados Unidos, explica que "si bien la grasa parda constituye el 10 por ciento o menos del total de la grasa corporal, es responsable del 25 por ciento de todas las calorías de grasa quemadas por los demás tejidos corporales". Como podrás apreciar, ¡disponer de este segundo tipo de horno quemador de grasa es casi como tener más tejido muscular no adiposo!

¿Aún no estás convencido de que mi programa Engrasa y Adelgaza te permitirá bajar de peso y verte sensacional? Pues lee lo que algunos de mis clientes comentaron acerca de las bondades de agregar grasas omega a su alimentación.

• "Durante meses comí alimentos bajos en grasa e hice 60 minutos de aeróbicos de alto impacto diariamente, pero sin lograr nada. Cuando después de 2 años seguía sin poderme poner la ropa que usaba antes de embarazarme, me deprimí —indica Stephanie Donald—. Cuando comencé con el programa Engrasa y Adelgaza pesaba 162 libras (73 kg) y mi cintura medía 31 pulgadas (79 cm). ¡Después de 8 semanas había bajado 14 libras (6 kg) y 2 pulgadas (5 cm) de mi cintura!"

• "No me siento como si estuviera en una prisión alimenticia con muchas restricciones y limitaciones", dice Howard Joseph, que anteriormente comía por motivos emocionales.

• "Agregar grasas omega a mi alimentación me hizo sentirme satisfecha —afirma Amber Dunlap—. No me pongo de mal humor, como me sucedía con otras dietas que he probado. Realmente me gusta saber que estoy comiendo lo suficiente para alimentar a mi cuerpo, y la diferencia se nota. ¡La grasa se está derritiendo! ¡Nunca antes había bajado de peso tan fácilmente!"

Además, son buenas para tu salud

El programa Engrasa y Adelgaza no sólo te ayu-

"Omegaventajas"

Cualquier grasa puede ayudarte a saciar tu apetito e incluso a liberar grasa corporal almacenada. No obstante, las omega, sobre todo la omega-3, ofrecen numerosas ventajas excepcionales.

• Nunca se convierten en grasas saturadas "malas". Esto es importante, porque un consumo excesivo de grasa saturada está directamente relacionado con problemas como obesidad, cáncer, enfermedades cardíacas, derrame cerebral y muerte prematura. Cientos de estudios de investigación demuestran que las grasas omega realmente ayudan a prevenir todas estas enfermedades, además de ciertos tipos de diabetes.

• Se ha comprobado que las grasas omega alivian el síndrome premenstrual y los problemas de la menopausia.

• Según se ha confirmado, las grasas omega incrementan el apetito sexual en los hombres.

dará a deshacerte de tus libras de más sino también a vivir más tiempo. Las grasas omega, las buenas de la película que no hemos sabido valorar durante muchos años, apenas hace poco han recibido el respeto que se merecen. Ahora se han realizado bastantes investigaciones que respaldan la idea de que consumir grasas omega contribuye a alcanzar el peso ideal así como a mejorar la salud en general.

• Un estudio llevado a cabo en el Reino Unido descubrió que las grasas omega —y no las grasas saturadas o incluso las poliinsaturadas— modifican la composición del cartílago en las articulaciones, reduciendo el dolor y la inflamación relacionados con diversos tipos de artritis. De acuerdo con otra investigación, los pacientes que ingirieron suplementos de grasas omega pudieron suspender por completo los analgésicos antiinflamatorios con los que estaban tratando sus enfermedades artríticas.

• Un estudio realizado en Corea demostró que las personas que diariamente ingieren la mayor cantidad de grasas omega corren un riesgo menor de padecer cáncer o inflamación de la próstata. Además, numerosos estudios han demostrado que consumir este tipo de grasas también reduce el riesgo de sufrir otros tipos de cáncer.

• Una investigación llevada a cabo en los Países Bajos puso de manifiesto que tomar suplementos de grasas omega reduce la inflamación intestinal asociada con la enfermedad de Crohn. Por su parte, un gran número de estudios han confirmado que una alimentación alta en grasas omega reduce todo tipo de problemas gastrointestinales crónicos, desde la diarrea hasta el estreñimiento.

Experimento aceitoso

Pon 3 cucharaditas de mantequilla, una grasa saturada tradicional, en una bolsa de plástico con cierre. En otra bolsa vierte 3 cucharaditas de aceite de oliva (que consiste principalmente en grasa omega-9). A una tercera bolsa ponle 3 cucharaditas de aceite de semilla de lino (linaza, *flaxseed oil*) (que consiste principalmente en omega-3). Luego cierra las bolsas y déjalas en el refrigerador durante toda la noche. A la mañana siguiente verás que tanto la mantequilla como el aceite de oliva se endurecieron por el frío. Sólo el aceite de lino habrá permanecido líquido. Es el aceite menos saturado del mundo y la elección ideal para bajar de peso, puesto que el cuerpo lo utiliza, no lo almacena.

• Los análisis científicos revelan de manera contundente que aumentar las grasas omega en la alimentación y reducir simultáneamente el consumo de grasas saturadas y ácidos transgrasos estimula el sistema inmunitario, regula el azúcar en la sangre (glucosa), previene la diabetes, reduce las enfermedades cardíacas y los derrames cerebrales, trata el asma, alivia la depresión, previene la enfermedad de Alzheimer y ayuda a bajar de peso, por supuesto.

A continuación te ofrezco algunos *tips* para ayudarte a agregar una mayor cantidad de estas grasas saludables a tu alimentación.

• Si bien el pescado de agua fría, como el salmón y la caballa (macarela, escombro), es más rico en proteínas que en grasa, contiene suficientes ácidos grasos omega-3 como para merecer una mención aquí. No es una fuente superconcentrada de grasas omega, así que sólo marca las cajitas de Proteínas y *no* una de Grasas en tus Tarjetitas Alimenticias. Es ideal para el almuerzo o la cena.

• Si te gusta la mantequilla, este método te permitirá sustituirla de manera fácil y saludable. Llena un recipiente hermético de plástico con aceite de oliva extra virgen (grasa omega-9) y tápalo. Déjalo en el refrigerador durante toda una noche para que se endurezca. ¡Luego lo podrás untar al igual que la mantequilla!

• ¿Te vuelves loco por una deliciosa merienda (refrigerio, tentempié) a mediodía? Prueba las almendras. Este saludable fruto seco es una merienda perfecta porque está cargado de grasas omega-9 y te ayuda a quemar grasa mientras sofoca las punzadas del hambre a mediodía. Otros frutos secos retacados de grasas omega son las avellanas, las pacanas (*pecans*), las nueces de macadamia y los pistaches.

• Disfruta los aguacates (paltas). Esta fruta verde con forma de pera es tan exquisita que resulta difícil creer que también ofrezca tantos beneficios para la salud. El aguacate es perfecto para untarlo sobre un pan tostado de trigo integral en lugar de mermelada con azúcar. Sabe delicioso como acompañamiento para cualquier ensalada. Un aguacate maduro se siente ligeramente suave —no duro— al tacto.

• Utiliza aceite de oliva en lugar de aliño (aderezo) para ensalada con tus verduras o cuando no dispongas de aceite de semilla de lino (linaza, *flaxseed oil*).

La mejor fuente adelgazadora de grasas omega

Para bajar de peso, la mejor fuente de grasas omega es la más rica en grasas omega-3. ¿Por qué omega-3 y no omega-6 u omega-9? La grasa omega-3 es la menos *saturada*, la más maleable y la menos sólida. Por lo tanto, es la mejor aliada del cuerpo para mantener desde la salud de las membranas celulares hasta las funciones cerebrales. Cuando el organismo aprovecha las grasas omega-3 para estas funciones corporales imprescindibles, no sobra nada que el cuerpo pueda almacenar como grasa corporal, por lo que uno no engorda, como sucedería con otros tipos de grasa.

¿Por qué el cuerpo aprovecha mejor una grasa menos saturada, como la omega-3, en lugar de una más saturada? Imagínate que formas parte del "equipo de mantenimiento" del cuerpo y se te asigna la misión de mantener una membrana celular. Tu objetivo es mantenerla sana y viva. Para ello necesitas materiales de construcción, entre ellos la grasa. El peor

Las grasas amigas

¿Cuál es el mejor lugar para encontrar la grasa omega-3? Revisa la tabla de abajo para averiguar cuál es la elección que más conviene. De una vez te diré que gana el aceite fresco de semilla de lino (linaza, *flaxseed oil*), que contiene un impresionante 57 por ciento de la valiosísima grasa omega-3.

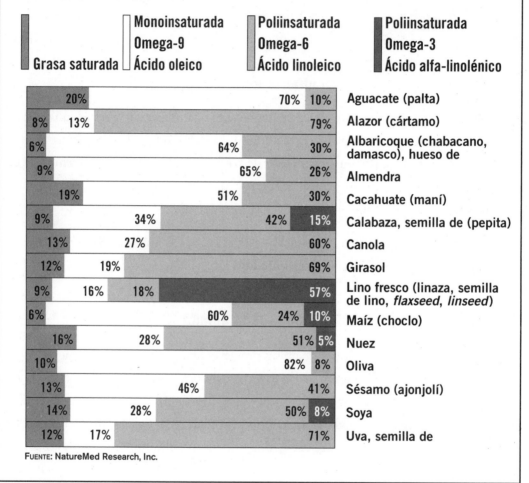

	Monoinsaturada Omega-9	Poliinsaturada Omega-6	Poliinsaturada Omega-3
Grasa saturada	Ácido oleico	Ácido linoleico	Ácido alfa-linolénico

Grasa saturada	Omega-9 Ácido oleico	Omega-6 Ácido linoleico	Omega-3 Ácido alfa-linolénico	Alimento
20%		70%	10%	Aguacate (palta)
8%	13%		79%	Alazor (cártamo)
6%		64%	30%	Albaricoque (chabacano, damasco), hueso de
9%		65%	26%	Almendra
19%		51%	30%	Cacahuate (maní)
9%	34%	42%	15%	Calabaza, semilla de (pepita)
13%	27%		60%	Canola
12%	19%		69%	Girasol
9%	16%	18%	57%	Lino fresco (linaza, semilla de lino, *flaxseed*, *linseed*)
6%		60%	24% 10%	Maíz (choclo)
16%	28%	51%	5%	Nuez
10%		82%	8%	Oliva
13%	46%		41%	Sésamo (ajonjolí)
14%	28%	50%	8%	Soya
12%	17%		71%	Uva, semilla de

FUENTE: NatureMed Research, Inc.

tipo de grasa que puedes utilizar es la sólida y dura, también conocida como grasa saturada. Si usaras estas grasas duras, pegajosas y saturadas, la membrana celular pronto se endurecería también. Entonces la célula obtendría menos oxígeno, envejecería más pronto y moriría antes. No sería nada bueno, porque el cuerpo en general no sólo envejecería más pronto sino también sería más susceptible de sufrir enfermedades como el cáncer y las cardiopatías. Si pudieras elegir escogerías la grasa menos saturada posible: una grasa omega-3, seguida de la omega-6 y la omega-9. Sólo recuerda que entre más bajo el número, mejor es la grasa. Entre más alto el número, más saturada la grasa. Encontrarás una comparación entre las grasas omega en el recuadro "Las grasas amigas".

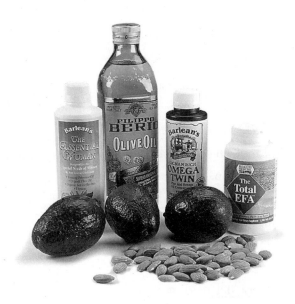

El aceite que adelgaza

El aceite de semilla de lino (linaza, *flaxseed oil*) es la grasa ideal para bajar de peso porque es la fuente más rica en grasas

Consumir más grasas omega te ayudará a comer menos, disfrutar lo que comes, aumentar tu ritmo metabólico, evitar enfermedades y mejorar tu estado de ánimo.

omega-3. Además, contiene la cantidad idónea de grasas omega-6 y omega-9. Recuerda que la omega-6 es la única grasa aparte de la omega-3 que el cuerpo no puede fabricar. Puedes obtenerla de alimentos como el alazor (cártamo), los frijoles (habichuelas) de soya (*soybeans*) o el aceite de maíz (choclo). Todas estas grasas se utilizan para producir muchos alimentos envasados, de modo que la mayoría de las personas ya consumimos una cantidad suficiente de grasa omega-6. Lo que necesitas es concentrarte en agregar más grasas omega-3 a tu alimentación a través del lino. El lino también contiene grasas omega-9. Si bien no son esenciales, los efectos positivos de la alimentación mediterránea en gran medida se atribuyen a los ácidos grasos omega-9. En resumidas cuentas, ¡el aceite de semilla de lino ofrece una combinación perfecta de los tres tipos de grasas omega para ayudarte a bajar de peso!

El aceite de semilla de lino, como su nombre lo indica, procede de las semillas del lino, que en inglés se llaman *flaxseeds* o también *linseeds*. Te recomiendo que compres la semilla de lino en forma líquida porque es la más eficaz. Para extraer el aceite se prensan en frío miles de semillas y se refrigera de inmediato para conservar su frescura. La forma líquida se puede agregar directamente a los alimentos, y aquí es donde empiezan el sabor y la diversión. Piensa en este aceite como un delicioso condimento que realzará el sabor de todas tus comidas. Yo lo tomo con pan tostado a la hora del desayuno, se lo agrego a mi ensalada en el almuerzo y lo combino con arroz integral (*brown rice*) o verduras al vapor a la hora de la cena. El aceite de semilla de lino se vende en todas las tiendas de productos naturales. Y para los viajes o por si el sabor de la grasa simplemente no le gusta a alguien, el aceite de semilla de lino también se puede comprar en cápsulas.

Lineamientos para aprovechar el divino lino

Los siguientes consejos te ayudarán a agregar el aceite de semilla de lino (linaza, *flaxseed oil*) fácilmente a tus comidas. Si tienes buenas ideas para aumentar la cantidad de lino en la alimentación y quieres compartirlas con otras personas, envíalas por correo electrónico (correo e, *e-mail*) a flax-size@jorgecruise.com.

- En vez de untarle una mermelada alta en azúcar a tu pan tostado por la mañana, utiliza aceite de semilla de lino (como si fuera mantequilla derretida). El pan te sabrá mejor y te sentirás satisfecho por más tiempo.

- Agrega una cucharadita de aceite de semilla de lino a tus verduras a la hora del almuerzo o de la cena, en lugar de aliño (aderezo) para ensalada.

- Toma un yogur sin grasa o un yogur de soya mezclado con una cucharadita de aceite de semilla de lino una hora antes de cenar, para no comer en exceso.

- Haz que la sopa sea más llenadora y queme más grasa agregándole una cucharadita de aceite de semilla de lino después de haberla cocinada. Activará tu metabolismo y mejorará el sabor de la sopa.

¿Qué tan importante es complementar la alimentación con aceite de semilla de lino? Estoy tan convencido de su poder adelgazador que decidí asegurarme de que todos mis clientes pudieran encontrar la mejor calidad posible de este aceite, fácilmente y al mejor precio. Por eso creé mi propia marca de aceite de semilla de lino y cápsulas, enriquecida con una combinación patentada de enzimas y antioxidantes. Se llama *Jorge Cruise's Weight Loss Secret* (El Secreto Adelgazador de Jorge Cruise). Prácticamente todas las personas cuyas historias de éxito aparecen en este libro utilizaron este aceite. Personalmente ingiero la versión líquida todos los días y tomo las cápsulas cuando ando de viaje. (Para obtener más información sobre *Jorge Cruise's Weight Loss Secret*, visita www.jorgecruise.com/flax).

¿Cuánta grasa?

Ahora bien, no quiero causarte la impresión de que este programa sólo te permite consumir grasas omega. Puedes seguir disfrutando diversos tipos de grasa con tus comidas, incluso grasas saturadas como la mantequilla o cualquier otro tipo de aceite que te guste, sólo que con moderación. En la página 218 encontrarás una lista completa de todas las grasas que el programa incluye.

Las cajitas correctas

Para marcar el número correcto de cajitas en tus Tarjetitas Alimenticias tienes que saber aproximadamente cuánto estás comiendo. Pero no necesitas medir y pesar todo lo que comes. A continuación te doy algunos ejemplos sencillos de cómo calcular tus cajitas de alimentos comparándolas con el tamaño de ciertas partes de tu mano.

La yema del pulgar: 1 cajita de aceite de oliva, aceite de semilla de lino (linaza, *flaxseed oil*) o aguacate (palta)

El puño: 1 cajita de verduras verdes, cereales o una fruta entera

Una mano ahuecada: 1 cajita de productos lácteos

La palma de la mano (sin los dedos): 3 cajitas de proteínas

La cantidad de grasa que necesitas depende de tu peso actual y de tus necesidades calóricas. Pero no te preocupes, no tendrás que sacar la calculadora ni revisar una tabla para determinar la cantidad de grasa que puedes ingerir en un día. Te he facilitado el trabajo. Las Tarjetitas Alimenticias te ayudarán a consumir automáticamente la cantidad correcta de los tipos adecuados de grasa en cada comida.

También hice una Lista de Alimentos general y fácil de usar (véase la página 218) que te ayudará a tomar decisiones inteligentes y a marcar las cajitas correctas en tus Tarjetitas Alimenticias (véase la página 78).

Las proteínas

¿Alguna vez has bajado mucho peso siguiendo una dieta, sólo para quedarte estancado cuando aún faltaba bastante para alcanzar tu meta? Es probable que se haya debido a un consumo insuficiente de proteínas. A veces comer más ayuda a adelgazar.

Las proteínas son el material de construcción del cuerpo. Hay que ingerir proteínas para proporcionarle al cuerpo los materiales que precisa para aumentar, reparar y mantener el tejido muscular. Es increíblemente importante. Sin la suficiente proteína dietética terminarías haciendo todos los ejercicios del programa 8 Minutos por la Mañana por gusto. De hecho, más de la mitad del peso corporal corresponde a proteínas. Esto incluye no sólo el tejido muscular sino también el cabello, la piel, las uñas, la sangre, las hormonas, las enzimas, las células cerebrales y muchas otras cosas.

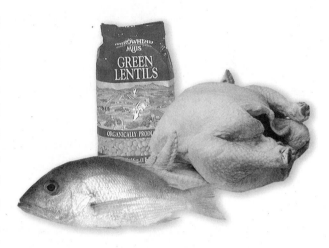

Consumir más de los tipos adecuados de proteínas te ayudará a desarollar músculos hambrientos de calorías, aumentará tu ritmo metabólico y te hará sentir menos hambre.

Cuando no se ingiere una cantidad suficiente de proteínas, el cuerpo comienza a descomponer y reciclar las proteínas corporales existentes (como el tejido muscular) para proveerse de los aminoácidos que no son aportados por la alimentación. Cuando las proteínas se descomponen, se pierde tejido muscular (la máquina quemadora de grasa) y el metabolismo se vuelve más lento. Como consecuencia se quema menos grasa corporal.

Las proteínas son importantes, pero no hay que exagerar tampoco. Probablemente habrás oído hablar de alguna de las populares dietas altas en proteínas, y quizá incluso hayas probado una. Cuando entrevisté al Dr. Andrew Weil, un renombrado experto en materia de salud, para mi programa de televisión por Internet FitNow.com, me explicó el problema de estas dietas: funcionan para bajar de peso —temporalmente— porque se consumen más proteínas de las que el cuerpo necesita para reparar los tejidos, y el exceso se quema como combustible. Lamentablemente las proteínas son una fuente "sucia" de combustible porque contienen nitrógeno. En lugar de producir solamente anhídrido carbónico y agua, las proteínas dejan residuos de nitrógeno, que son tóxicos. El cuerpo tiene que bombear un montón de agua hacia el tracto urinario para expulsar el nitrógeno tóxico. Con otras palabras, mucho del peso que se "baja" con las dietas altas en proteínas simplemente corresponde a agua. Mientras esto se prolonga también se pierden minerales, incluyendo el calcio de los huesos. *Bad!*

Para consumir la cantidad correcta de proteínas, lo único que hay que hacer es seguir el Sistema de Tarjetitas Alimenticias y consultar la Lista de Alimentos en la página 218 a fin de averiguar cuáles son las mejores fuentes.

Aparte de consumir la cantidad correcta de proteínas, también es importante elegir los tipos adecuados. Algunas proteínas —sobre todo las que se encuentran en los productos de origen animal— contienen una elevada cantidad de grasa saturada, la cual no sólo puede dificultar tus esfuerzos por bajar de peso sino también destruir tu salud. Concéntrate en las fuentes proteínicas de alta calidad como el pescado, el pollo de carne blanca sin pellejo, la carne de pavo (chompipe), los alimentos derivados de la soya, las claras de huevo, las legumbres y los frijoles (habichuelas).

Los frijoles de soya son una fuente de proteínas de alta calidad naturalmente baja en grasas saturadas. Si eres vegetariano, comer soya es la mejor manera de asegurarte de consumir todos los aminoácidos que necesitas. Aunque no seas vegetariano, te recomiendo que agregues soya a tu alimentación. Se ha demostrado que reduce las enfermedades cardíacas, el cáncer, la osteoporosis, los síntomas de la menopausia y muchos otros males. La encontrarás en las versiones vegetarianas de hamburguesas, *hot dogs*, carnes frías de cerdo (tipo fiambre) y quesos, además del *tofu*, el *miso*, la leche de soya y las "nueces" de soya. El *tofu* es excelente para sustituir una parte de la carne. Mézclalo con carne o queso para reducir la grasa saturada de tus platillos.

Cuando se te antoje la carne de res cómetela, pero elige cortes magros como *sirloin* o *round*, come una porción pequeña y quítale toda la grasa visible. Limita tu consumo de carne de res a no más de dos veces por semana. La carne de res contiene vetas de grasa no esencial que es saturada en su mayor parte. En cuanto a su composición química es la peor grasa de origen animal, ya que contiene un 51 por ciento de ácidos grasos saturados (o *SFA* por sus siglas en inglés). En comparación, la manteca de cerdo, que también es muy perjudicial, tiene un 41 por ciento de SFA.

Los carbohidratos complejos

Mi programa Engrasa y Adelgaza incluye carbohidratos porque son fundamentales para perder grasa. Leíste bien: los carbohidratos sirven para adelgazar. La clave está en consumir los carbohidratos correctos. Los hay de dos tipos, simples y complejos, lo cual se refiere a su estructura molecular. Si un carbohidrato es simple, el cuerpo lo descompone rápidamente y lo convierte en una sustancia llamada glucosa; así se obtiene energía de los alimentos. Si es complejo, se requiere más tiempo para descomponerlo.

Entre los carbohidratos simples se encuentran el azúcar y el pan y arroz blancos. Entre los complejos figuran el pan, el arroz y la pasta integrales. (Véase "Los cereales integrales" para una explicación de este término). El hecho de que el cuerpo descomponga los carbohidratos simples rápidamente les causa problemas a quienes quieren adelgazar. ¿Por qué sucede eso? Cuando los carbohidratos se decomponen muy rápido se produce un exceso de glucosa, más de la que necesitamos como fuente de energía para el cuerpo. Por lo general sobra un montón. Y esta glucosa sobrante termina guardada en el cuerpo en forma de grasa corporal. Además, el hecho que tener toda esta glucosa en el cuerpo al mismo tiempo aumenta los niveles de insulina, causando un desequilibrio, y eso no conviene. Cuando se produce un desequilibrio de insulina disminuye la cantidad disponible de otra hormona, el glucógeno. ¿Te acuerdas de esta hormona? Te hablé de ella en la página 57. El glucógeno es como una llave natural que "abre" los almacenes de grasa en el cuerpo. Entre menos glucógeno se tenga, menos grasa se quemará. Por lo tanto, los carbohidratos simples obstaculizan por dos frentes la meta de adelgazar.

Por eso te recomiendo los carbohidratos complejos, que provocan el efecto opuesto en el cuerpo. Como no se descomponen rápido, no producen de golpe un montón de glucosa, la cual sólo terminaría guardada como grasa corporal rellenando tu silueta de mala manera. Además, no causan un aumento desmesurado en los niveles de insulina. En cambio resultan en un equilibrio normal y natural que a su vez le permite a la "llave" natural, el glucógeno, abrir la puerta a las reservas de grasa para que se quemen y desaparezcan de una vez.

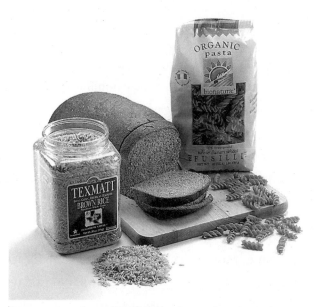

Consumir más de los tipos adecuados de carbohidratos te ayudará a quemar más grasa corporal, equilibrar tus niveles de insulina, sentir menos hambre y evitar enfermedades.

Para entender mejor este proceso, imagínate que quieres encender una hoguera. Prenderías los troncos grandes utilizando líquido para encendedores o astillas para encender el fuego. Así es exactamente cómo los carbohidratos complejos actúan en tu organismo. En vez de madera lo que se quema es la grasa corporal. Al agregar pequeñas cantidades de carbohidratos complejos poco a poco, la grasa se quema a una velocidad constante a lo largo de mucho tiempo. Si viertes un exceso de líquido para encendedores (carbohidratos simples) de golpe, sólo conseguirás un fuego repentino que llamea y se apaga casi de inmediato. Por lo tanto, hay que comer más carbohidratos complejos y menos simples. Para averiguar si un alimento se considera complejo o simple, consulta la Lista de Alimentos en la página 218. Pero también puedes utilizar esta regla sencilla: entre más "integral" o natural sea un alimento, mayor es probabilidad de que sea complejo.

Los cereales integrales

Los cereales (granos) integrales son los que aún cuentan con su capa exterior. Muchos fabricantes de alimentos les quitan esta capa a los cereales para que se vean más bonitos. Por eso tenemos el pan blanco, el arroz blanco y la pasta amarilla. Sin embargo, quitar la capa no sólo cambia la apariencia del cereal. Su estructura también se modifica. Un alimento integral que contenía carbohidratos complejos se convierte en un alimento refinado compuesto por carbohidratos simples. Y, según vimos anteriormente, los carbohidratos simples sólo nos complican la vida cuando queremos bajar de peso. Otra buena regla general es revisar el contenido de fibra. Los alimentos más altos en fibra —o sea, que contengan 3 gramos o más—tienden a ser más "integrales" que los alimentos que carecen de ella.

Los cereales integrales son buenísimos para la salud. Su capa exterior contiene fibra e importantes fitoquímicos que ayudan a combatir las enfermedades. Por lo tanto, cuando estés en el súper (colmado) busca arroz integral (*brown rice*) y pan integral (*whole-grain bread*) en lugar de arroz y pan blancos. A continuación te daré algunas ideas más acerca de cómo agregar estos cereales clave a tu alimentación.

• Date un gusto con panes integrales preparados por una panadería tradicional.

• Entre más despacio se cocine la avena, más "integral" es. La avena irlandesa (también llamada avena escocesa o cortada en máquina/*steel-cut oats*) es la mejor fuente de cereales integrales. Si no tienes tiempo para esperar a que se cocine en la estufa, agrégala a otras recetas, como el pan de carne (*meat loaf*) y los rellenos.

• Los cereales de caja para desayunar son una excelente fuente de cereales integrales, *siempre y cuando* compres el tipo correcto. Los cereales para niños, altos en azúcar y procesados sobremanera, no son recomendables. Los mejores cereales para desayunar, como *Uncle Sam* (visita www.jorgecruise.com/unclesam para obtener más información sobre este cereal), contienen al menos 3 gramos de fibra y menos de 1 gramo de grasa total.

• La quinua (un grano de Suramérica), alta en proteínas y sin gluten, es un excelente sustituto de otros cereales si eres alérgico al trigo. También está cargada de calcio, hierro, fibra, vitaminas del complejo B, vitamina E y ácido fólico. Es uno de mis cereales calientes preferidos. Agrega quinua a tus sopas, guisos (estofados) y ensaladas frías.

Los productos lácteos

Se supone que los productos lácteos son buenos para la salud —el mayor atractivo que ofrecen al comprador es su alto contenido de calcio—, pero ¿qué hace uno si le producen alergia? Los libros del Dr. Andrew Weil cambiaron mi opinión acerca de estos productos. La proteína que contienen se llama caseína y es un conocido alérgeno que puede provocar asma y problemas de los senos nasales, además de ser un irritante para el sistema inmunitario. Se ha

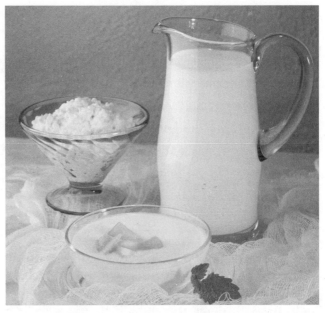

Elige versiones más saludables de productos lácteos, como los hechos de soya, para apoyar tus esfuerzos adelgazadores. Los productos lácteos de soya harán eso al aminorar problemas con los senos nasales, lo que te ayudará a obtener más oxígeno para quemar grasa corporal, lo que a su vez aumentará tu inmunidad y ayudará a eliminar el asma.

demostrado que la caseína desencadena una reacción autoinmunitaria que destruye las células productoras de insulina del páncreas, lo cual puede provocar diabetes infantil. Además, a fin de digerir la lactosa (el azúcar hallada en la leche) hace falta una enzima llamada lactasa, de la que carecen muchos adultos. Esto puede ocasionar importantes problemas digestivos. Tom

En cambio, es posible obtener el calcio que uno necesita a partir de alimentos de soya enriquecidos, como la leche y el queso de soya. Se trata de alternativas deliciosas y saludables que utilizo todos los días. También se obtiene calcio del jugo enriquecido. Además, la mayoría de las personas no saben que todas las plantas verdes contienen grandes cantidades de calcio, en especial el brócoli, las berzas (bretón, posarmo, *collard greens*) y la col rizada. Y siempre puedes tomar un suplemento de calcio. Si no padeces de asma, alergias crónicas, fiebre del heno o problemas de los senos nasales puedes ingerir los productos lácteos tradicionales con moderación; yo los utilizo principalmente como condimento. Sólo asegúrate de consumir productos bajos en grasa o hechos con leche descremada (en inglés, *fat-free milk* o *nonfat milk*).

Las verduras

Si bien las verduras son un tipo de carbohidrato, les di su propia categoría por los efectos benéficos muy singulares que aportan a la pérdida de peso. Contienen mucha agua, lo que significa que también tienen mucho oxígeno. Para que el tejido muscular pueda quemar la grasa necesita oxígeno a fin de convertirla en energía. Cuando se comen verduras el cuerpo se inunda de agua y los niveles de oxígeno aumentan de manera espectacular, acelerando el metabolismo.

¡Lo mejor!

Las verduras son altas en agua y oxígeno, lo cual acelera tu metabolismo; altas en fibra, por lo que te ayudan a sentirte satisfecho; bajas en azúcares simples, favoreciendo la liberación de glucagón; bajas en calorías, lo cual te permite comer todas las que quieras; y altas en fitoquímicos, los cuales activan tu sistema inmunitario y tu salud en general.

Las verduras cuentan con mucha fibra. Por cada onza de peso probablemente sean el alimento más llenador y bajo en calorías que se pueda comer. Y en vista de que tienen que masticarse más y se consumen más despacio, el cerebro dispone de tiempo para darse cuenta del proceso de comer y apaga el "interruptor del hambre" más pronto. Una vez que toda esa fibra llega al estómago, ocupa mucho espacio y produce una sensación de saciedad.

La mayoría de las verduras también contienen muy pocas azúcares simples y casi nada de calorías. Por lo tanto es posible comer literalmente todas las que uno quiera sin aumentar la cantidad de grasa corporal. Por ejemplo, para consumir la insignificante cantidad de 20 calorías tendrías que comer medio pepino, 4 tazas de lechuga tipo *Bibb* o *Boston* o 1 taza de rodajas de rábano.

Aparte de ayudar a que bajes de peso, desde el punto de la salud las verduras son unos superalimentos. Se trata de una importante fuente de vitaminas y minerales. Diversas investigaciones han demostrado que las verduras de colores brillantes contienen

Dudas comunes

¿Cuál es tu manera preferida de darles sabor a las verduras?

Uno de mis clientes me dio esta receta sumamente sencilla para preparar un sabroso aliño (aderezo) para verduras. Mezcla el jugo de medio limón con 1 cucharadita de aceite de semilla de lino (linaza, *flaxseed oil*) (1 cajita de Grasas) y un diente de ajo picado en trocitos. Viértelo sobre tu ensalada o verduras crudas y buen provecho. Encontrarás más ideas estupendas para preparar platillos muy ricos en la página 233 o visita www.jorgecruise.com.

unas sustancias llamadas fitoquímicos, las cuales componen el sistema inmunitario de la planta. Los fitoquímicos también refuerzan el sistema inmunitario humano. Una sola porción de verduras verdes llega a contener más de 100 fitoquímicos diferentes, ayudando a prevenir las enfermedades. Piénsalo. Si te enfermaras con menos frecuencia dispondrías de más energía para hacer las cosas que te encantan, incluyendo cumplir con el programa 8 Minutos por la Mañana.

El programa te permite comer casi cualquier verdura en cantidades ilimitadas, porque son buenas y bajas en calorías. Solamente unas cuantas —sobre todo las papas y otros tubérculos altos en féculas— contienen más calorías, por lo que no pueden comerse a placer.

Mucha gente no está acostumbrada a comer verduras. Sin embargo, debes consumir todas las porciones de verduras verdes que puedas, sobre todo cuando tengas antojos relacionados con tu estado de ánimo o sientas hambre por ninguna razón en particular. En la página 233 encontrarás varias recetas para preparar las verduras verdes que puedes comer de manera ilimitada.

Las frutas

Probablemente te habrán dicho que la fruta es buena para la salud. Sin embargo, eso sólo es cierto si no quieres bajar de peso. Si bien la fruta contiene una enorme cantidad de nutrientes beneficiosos que ayudan al cuerpo a combatir las enfermedades, también cuenta con un montón de azúcares simples.

frutas

La fruta, sobre todo la tropical, presenta un elevado índice de glicemia. El cuerpo la descompone y quema rápidamente, poniendo los niveles de insulina por las nubes. Cuando se tiene un elevado nivel de insulina la hormona glucagón se bloquea, dificultando el proceso de quema de grasa.

En comparación con las verduras verdes, la fruta contiene bastantes calorías. Un plátano amarillo (guineo, banana) cuenta con 100 calorías y ½ taza de ensalada de frutas tiene 110.

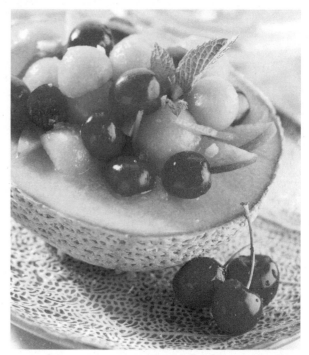

Si te limitas a sólo una porción de fruta a diario, reducirás tu consumo de azúcares simples, lo que a su vez mantendrá estables tus niveles de insulina y disminuirá tu ingesta de calorías.

Compara estas cifras con ½ taza de espárragos o de brócoli, que sólo te aportan 22 calorías.

Sin embargo, la fruta es buena para la salud en otros aspectos, así que no la elimines de tu alimentación por completo. Te sugiero que no consumas más de una porción al día, aumentando tus porciones de verdura a seis o más. Los limones y los limones verdes (limas) son la excepción. Puedes comer todos los que quieras. (Me encanta agregar limón o limón verde al agua todos los días para limpiar mi cuerpo).

Si te encanta la fruta y no soportas la idea de comer

Tu ventaja "ochominutera"

Los pequeños extras —como los caramelos de chocolate— pueden ayudarte a bajar de peso:

• Evitando las comilonas
• Haciéndote feliz
• Ayudándote a no sentirte privado

sólo una pieza al día, pártela a la mitad para que puedas disfrutar una pequeña porción de fruta temprano por la mañana y otra más tarde.

Meriendas y Antojos

Ningún alimento es malo. Desde luego algunos son mucho mejores para la salud que otros, pero no califico a ningún alimento de "prohibido". Eso sólo conduciría a que la gente se diera una comilona tremenda, simplemente porque se le ha prohibido el alimento y por lo tanto se le antoja más. Los alimentos que incluyo en la categoría de Meriendas (también conocidos como refrigerios o tentempiés) y Antojos quizá no sean los mejores para la salud, pero si te encantan tienes que encontrar la forma de introducirlos en tu versión personal del programa Engrasa y Adelgaza.

Consulta la Lista de Alimentos en la página 218. En ella enumero 40 de los alimentos que más se le antojan a todo el mundo, desde el helado hasta las galletas de animalitos; indico qué cantidad puedes comer y cuántas cajitas debes marcar en tus Tarjetitas Alimenticias. Siempre y cuando te limites a una porción pequeña puedes comer el alimento que quieras. Si deseas alocarte con un postre extragrande, asegúrate de que la mayor parte de tu plato fuerte consista en verduras verdes extremadamente saludables y bajas en calorías. De todas formas debes seguir con el Sistema de Tarjetitas Alimenticias, y en cuanto hayas mar-

Dudas comunes

Me encanta la fruta, así que ha sido duro para mí comérmela sólo una vez al día durante las últimas 4 semanas. Una vez que llegue a mi meta, ¿podré añadir más porciones de fruta a mi plan alimenticio?

Podrás comer más fruta siempre que esta sustituya otro alimento. La mejor estrategia es sustituir 2 Meriendas y Antojos por cada porción extra de fruta. Pero primero intenta dividir esa porción a la mitad para que puedas comer fruta dos veces al día.

cado todas las cajitas habrás acabado de comer por ese día.

Para evitar que exageres con las Meriendas y Antojos, haz caso de los siguientes consejos cuando sientas que te viene un antojo.

Espera 10 minutos antes de darte el gusto. La mayoría de los antojos sólo duran unos 10 minutos y luego pasan. A menudo se trata del grito de desesperación con el que tu cuerpo te pide agua y oxígeno. Así que aprovecha esos 10 minutos para tomar un vaso de agua con limón y respirar hondo unas cuantas veces. Al darle estas cosas a tu cuerpo podrás superar el antojo sin ningún problema. Quizá incluso quieras cambiar de actividad para despejar la mente. Puedes salir a caminar o bañarte, por ejemplo.

Consejos para comer bien en los restaurantes

Comer fuera es una de las situaciones más terroríficas que una persona que está a dieta puede enfrentar. Hay demasiadas imágenes y olores tentadores. Sin embargo, puedes comer fuera —de hecho, puedes comer donde sea— sin abandonar tu plan Engrasa y Adelgaza. Sólo debes poner atención a los siguientes *tips*:

- Piensa en tu Tarjetita Alimenticia como si fuera tu tarjeta de crédito: nunca salgas sin ella.
- Recuerda que tú eres quien paga la cuenta y quien tiene el mando. Revisa la carta, haz preguntas y realiza las sustituciones que hagan falta.
- Pide que te sirvan los aliños (aderezos) y las salsas aparte.
- Cuando llegue tu plato, separa tu porción *antes* de empezar a comer. Pide que te envuelvan el resto inmediatamente.
- Utiliza aceite de oliva extra virgen en vez de mantequilla.
- No olvides evaluar muy bien el tamaño de tus porciones; la mayoría de los restaurantes tienen fama de sobrealimentar a la gente.
- Evita los bufés libres.
- Pide ensalada o verduras en lugar de papas a la francesa.
- Recuerda que una porción típica de carne de un restaurante pesa de 9 a 12 onzas (de 252 a 336 g). No te excedas.
- No comas del plato de nadie, porque también cuenta.

Cepíllate los dientes y la lengua. Esta técnica eliminará el sabor a comida de tu boca y acabará con la idea de comer algo excesivo como *fudge*. (El chocolate y el dentífrico simplemente no se llevan). La comida resulta menos tentadora cuando se tiene la boca limpia.

Olvídate de saltarte alguna comida. Si lo haces te dará muchísima hambre y perderás el control. Asegúrate de disfrutar todas tus comidas.

El agua

Si bien no es una categoría alimenticia propiamente dicha, el agua representa un componente esencial de mi programa Engrasa y Adelgaza. La persona común necesita 8 vasos de 8 onzas (240 ml) de agua al día sólo para el mantenimiento básico de su organismo. La mayoría de la gente sólo toma de 4 a 5 vasos.

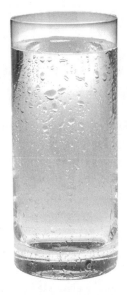

Tomar más agua mientras consumes menos calorías provenientes de otros líquidos inhibirá tu hambre, reducirá tu ingesta calórica, depurará tu organismo y te aportará más energía.

El cuerpo necesita agua para realizar todas sus funciones, desde mantener el volumen de la sangre hasta preservar la salud de la piel y liberar las toxinas. Sin ella el nivel de energía cae en picada, se sufren dolores de cabeza y sencillamente no se tienen ganas de hacer ejercicio. Incluso una deshidratación leve (si tienes sed, ya estás deshidratado) puede producir una sensación de fatiga, ya que las señales eléctricas y químicas del cerebro dependen del agua. La deshidratación también disminuye el volumen sanguíneo y obliga al corazón a bombear más arduamente para impulsar la sangre por el cuerpo, lo cual también causa fatiga. Una persona fatigada no tiene energía para hacer ejercicio y quema menos calorías.

El agua adelgazador

El agua ocupa espacio en el estómago y hace que uno se sienta lleno. Es decir, se come menos y se siente menos hambre. En las fiestas ten siempre un vaso de agua en la mano y tómatela a sorbos en

Dudas comunes

Me gusta agregar azúcar a mi té helado. ¿Qué debo hacer?

Si el té y el café te gustan con azúcar, te recomiendo un sustituto herbario llamado hierba dulce del Paraguay (*stevia*). Se trata de un excelente edulcorante natural que no entorpecerá tus esfuerzos por bajar de peso. Lo encontrarás en casi todas las tiendas de productos naturales.

→ Buscar

(continúa en la pagina 80)

Cómo utilizar el Sistema de Tarjetitas Alimenticias

El secreto del plan alimenticio de mi programa consiste en consumir la cantidad correcta de grasa con cada comida y en controlar la ingestión total de alimentos. Esto lo lograrás con tus Tarjetitas Alimenticias.

Cada Tarjetita Alimenticia contiene una serie de cajitas, de las cuales cada una representa una selección del grupo de alimentos. El plan de alimentación Engrasa y Adelgaza incluye siete grupos de alimentos:

1. Grasas
2. Proteínas
3. Carbohidratos complejos
4. Productos lácteos
5. Verduras
6. Frutas
7. Meriendas y Antojos

La Lista de Alimentos en la página 218 presenta todos los alimentos recomendados para cada categoría. Cuando vayas a sentarte a comer algo, primero consulta esta lista para decidir qué quieres comer. Luego fíjate cuántas cajitas tendrías que marcar si comieras ese alimento. Cada cajita equivale a 1 porción. De acuerdo con la Lista de Alimentos, por ejemplo, ½ taza de pasta cocida corresponde a 1 porción. Por lo tanto, 1 taza de pasta cocida equivale a 2 porciones. Si comes esta cantidad, tendrás que marcar 2 cajitas de Carbohidratos complejos. Tu Tarjetita también cuenta con un espacio para marcar 8 vasos diarios de agua. Asegúrate de tomarlos todos.

Cuando termines de marcar todas las cajitas habrás acabado de comer por ese día. Come *todos* los alimentos incluidos en la Tarjetita Alimenticia diariamente. Algunas personas piensan que perderán más peso si comen aún menos de lo que indica la tarjetita. Esta táctica es peligrosa, porque comer menos hace que se pierda peso correspondiente al tejido muscular, no a la grasa corporal. Por lo tanto, cómetelos toditos.

Si te quedas con hambre después de haber marcado todas las cajitas, consulta la Lista de Alimentos para ver qué verduras puedes comer de manera ilimitada.

Las Tarjetitas

Verás que he incluido unas Tarjetitas Alimenticias sin llenar en la página 239. La idea es que las fotocopies, idealmente sobre una tarjeta en blanco. La página contiene dos tarjetitas iguales. Si sacas cuatro copias, te alcanzarán durante 7 días y te sobrará una. Corta las páginas por la mitad y apila las tarjetitas. También puedes engraparlas para hacer un librito, el cual te servirá como guía alimenticia para toda la semana. Llévalo contigo adondequiera que vayas.

La primera semana

Durante la primera semana utilizarás la parte del Comienzo Rápido de la Tarjetita Alimenticia, sin importar cuál sea tu peso actual o meta. Este plan de alimentación limpiará tu cuerpo y te ayudará a romper con tus malos hábitos alimenticios (consulta Una semana del programa Engrasa y Adelgaza en la página 226). Es fundamental que lo lleves a cabo con precisión. Después de la primera semana te sentirás sensacional. Traza una raya gruesa que cubra la línea punteada que limita la sección Comienzo Rápido hacia la derecha. Todas las cajitas que se encuentran a la izquierda de esta raya gruesa representan tu consumo diario de comida durante la Semana N° 1.

Semanas N° 2, 3 y 4 en adelante

Para el resto del programa selecciona el número de calorías más adecuado para ti. ¿Cómo sabrás cuál utilizar después de la Semana N° 1?

Tu peso actual (libras/kilos)	Calorías para mujeres	Calorías para hombres
Menos de 150 (68)	1,200	1,400
150–199 (67–89)	1,400	1,600
200–249 (90–112)	1,600	1,800
250–299 (112–134)	2,000	2,000
Más de 300 (134)	Por cada 50 libras (22 kg) arriba de 300, añade 1 cajita de Carbohidratos complejos y 1 cajita de Proteínas a la selección de 2,000 calorías	Por cada 50 libras arriba de 300, añade 1 cajita de Carbohidratos complejos y 1 cajita de Proteínas a la selección de 2,000 calorías

Por ahora utilizarás tu sexo y peso actual como guía. Supongamos que eres una mujer que pesa 180 libras (81 kg), por lo que tu meta calórica es de 1,400. Con una pluma dibuja una línea a la derecha del 1,400 en la Tarjetita. A la izquierda de esta línea encontrarás las cajitas que representan lo que puedes comer. Por ejemplo, si te fijas verás que puedes comer 4 porciones de Grasa, 5 de Proteínas y 5 de Carbohidratos. Cuando hayas bajado a 149 libras (67 kg), deberás pasar a la siguiente selección calórica —en este caso, 1,200— para seguir quemando grasa.

lugar de agarrar un cóctel alto en calorías o unas hojuelas. Además, diversas investigaciones han demostrado que mucha gente confunde la sed con el hambre, así que no es mala idea tomar un vaso de agua siempre que tengas un antojo, para luego decidir si realmente *necesitas* comer algo.

La mejor manera de introducir líquido a tu cuerpo es por medio del agua, porque no tiene calorías. Si no bebes agua, tus calorías líquidas pueden subir mucho. Por ejemplo, tan sólo ½ taza de jugo de frutas contiene de 45 a 80 calorías. Y la mayoría de las personas toman mucho más que ½ taza. Una botella normal de jugo de frutas llega a contar con 150 calorías o más. El café *latte* que se vende en tu cadena preferida de cafés puede contener la enorme cantidad de 320 calorías. Y ese refresco (soda) de cola de 32 onzas (960 ml) que bebes en el cine contiene más de 400 calorías.

Las bebidas de "dieta" no sirven como opción. La mayoría contienen cafeína, una sustancia que acelera la secreción de insulina y provoca una sensación de hambre. La cafeína también es diurética, es decir, aumenta la producción de orina y produce sed. Incluso las bebidas de "dieta" sin cafeína contienen grandes cantidades de sodio, el cual retiene los líquidos y hará que te sientas abotagado y gordo.

La peor bebida es el alcohol. No lo tomes en absoluto si quieres bajar de peso y sentirte sensacional. Es muy alto en calorías, casi igualando las de la grasa. Si tomas una bebida alcohólica, marca 2 cajitas de Grasas en tus Tarjetitas Alimenticias, de acuerdo con la cantidad que consumas. Si tomas cerveza deberás marcar, además, 1 cajita de Carbohidratos complejos.

Consejos para cambiar

Es fácil advertirte acerca de todas las consecuencias perjudiciales de consumir jugos de fruta, café, bebidas de "dieta" y alcohol. Sin embargo, no por eso vas a cambiar automáticamente a tomar agua todo el tiempo. A continuación te doy algunos *tips* para ayudarte con la transición.

Mezcla un mejunje. Si no te gusta el sabor del agua sola, dale vida. Prueba un agua mineral con gas como *Perrier*. Viértela en un vaso y agrega un poco de sabor con un chorrito de jugo de limón, limón verde (lima), naranja (china) o los tres juntos.

Limítate a un máximo de dos bebidas con cafeína al día. No voy a obligarte a renunciar a tu dosis de cafeína. Sin embargo, si eres de las personas que toman refrescos de "dieta" desde que se levantan de la cama hasta que salen de trabajar, tienes que reducirlos a sólo dos al día.

Realiza elecciones inteligentes. Puedes seguir disfrutando esas deliciosas bebidas de café si realizas unos cuantos cambios sencillos. En primer lugar, opta por un *cappuccino*. Los *cappuccinos* se preparan con leche espumosa y contienen menos calorías que los cafés *lattes* y otras bebidas de café. Además, pídelo con leche descremada, lo cual reducirá tu conteo calórico a sólo 80 calorías, aproximadamente. También puedes probar el *cappuccino* de soya, que te brindará una dosis de proteínas saludables y hará que esas calorías valgan más la pena. En lo que se refiere a los jugos de fruta, mejor elige uno de tomate (jitomate) más bajo en calorías o bien un jugo de arándanos agrios (*cranberries*) (sin azúcar). Mezcla los jugos más altos en calorías con agua para bajar su contenido calórico.

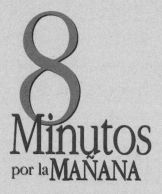

8
Minutos
por la MAÑANA

TERCERA PARTE

El programa

CAPÍTULO 7

Cambia en 4 semanas

Cómo poner en práctica el plan de Jorge

Ha llegado el momento de empezar a hacer ejercicio juntos todos los días durante las próximas 4 semanas. Todo lo que necesitas para lograr el éxito lo encontrarás aquí mismo. En cada uno de los 28 días del programa seguirás tres sencillos pasos:

1. Leer tu Charla al Despertar, la cual se encuentra en la primera página de cada día del programa. Estas charlas te llenarán de vigor y te mantendrán motivado durante las próximas 4 semanas, ayudándote a que te pongas en forma desde dentro hacia afuera. No te las saltes nunca; son importantes.

Ejercicios de calentamiento y enfriamiento

Comienza tus ejercicios con un breve calentamiento para aumentar la temperatura de tu cuerpo y tus articulaciones. Cuando las articulaciones están frías, el líquido que contienen es más espeso, por lo que se sienten rígidas. Deja los estiramientos para después del ejercicio a fin de evitar desgarros musculares y lesiones. Al igual que el resto del programa 8 Minutos por la Mañana, el calentamiento es sencillo.

Trota en un solo lugar. Asegúrate de mover los brazos y las piernas. ¿Qué tan rápido? En una escala del 1 al 10 trata de mantenerte en el 4 ó 5, que corresponde a entre el 40 y el 50 por ciento de tu ritmo cardíaco máximo.

Después de tu sesión de ejercicio, enfríate con una breve rutina de estiramientos para todo el cuerpo. Aumentará tu rango de movimiento, para que estés flexible y evites las lesiones.

Postura de manos al cielo: Ponte de pie y levanta ambos brazos como si quisieras alcanzar el cielo. Estírate todo lo que puedas de manera cómoda. Siente cómo el estiramiento alarga tu espina dorsal, dándoles un mayor rango de movimiento a tus articulaciones. Respira hondo por la nariz. Mantén la posición de 10 segundos a 1 minuto.

Estiramiento del corredor de vallas: Siéntate con las piernas extendidas sobre un tapete en el piso. Mantén la espalda recta e inclínate suavemente hacia delante desde la cadera, acercándote lo más posible a los dedos de tus pies. De ser posible jálalos un poco hacia atrás, en dirección hacia tu torso. Mantén esta posición de 10 segundos a 1 minuto.

Estiramiento de la cobra: Acuéstate boca abajo sobre un tapete con las palmas de las manos apoyadas en el piso junto a los hombros y las piernas separadas a una distancia ligeramente inferior al ancho de tus hombros. Tus pies deben descansar sobre las puntas. Levanta la parte superior del torso inhalando por la nariz al subir el cuerpo. Pega las caderas al piso y dobla la parte superior del torso hacia atrás, mirando hacia arriba. Mantén esta posición de 10 segundos a 1 minuto.

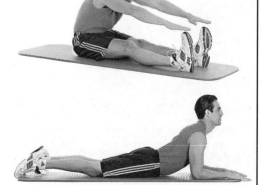

2. Llevar a cabo los dos Ejercicios de Hoy que se incluyen con cada día del programa. Para hacerlos correctamente utiliza una mancuerna (pesa de mano) lo bastante pesada como para sentirte fatigado después de 12 repeticiones. Cambia de un ejercicio al otro, sin descansar, hasta que los hayas hecho un total de cuatro veces cada uno. Asegúrate de

Dudas comunes

¿Qué hago si dejo de notar avances en algún momento del programa 8 Minutos por la Mañana?

Si eso te sucede, concéntrate en lo que quieres en ese instante. No pierdas tiempo pensando en el problema. Pregúntate a ti mismo si estás siguiendo el Sistema de Tarjetitas Alimenticias de forma precisa y haciendo tus ejercicios de 8 Minutos por la Mañana de manera regular. Si es así, es posible que necesites "activar al instante" tu éxito por medio de dos cosas. En primer lugar, come de acuerdo con la sección Comienzo Rápido de la Tarjetita Alimenticia durante los próximos 7 días. Además, si 12 repeticiones de tus ejercicios matutinos de fortalecimiento no te fatigan, cambia a mancuernas (pesas de mano) más pesadas.

calentar antes de hacer los ejercicios de fortalecimiento, y también realiza los tres estiramientos de enfriamiento descritos en "Ejercicios de calentamiento y enfriamiento". Utiliza el diario de ejercicios para registrar todas las series que hagas. Cuando las 12 repeticiones te resulten más fáciles, cambia a mancuernas más pesadas para que sigas progresando rápidamente. No es necesaria una mancuerna para todos los ejercicios, así que cuando realices dichos ejercicios puedes dejar la columna de las "libras" en blanco. A medida que progreses a través del programa, puede que desees agregarles pesas para la muñeca o el tobillo. En ese caso, utiliza la columna de las "libras" para registrar ese peso. El diario no va a servirte si no lo utilizas, ¡así que ten un bolígrafa a la mano!

3. Utilizar el Sistema de Tarjetitas Alimenticias que se explica a partir de la página 238. Fotocopia las tarjetitas que necesites para la semana y llévalas siempre contigo para mantenerte al tanto de las porciones que comas (véase la página 78 para repasar cómo se utilizan las Tarjetitas Alimenticias). Asegúrate de leer el *tip* de alimentación diariamente, lo cual te ayudará a seguir el programa Engrasa y Adelgaza. Utiliza el espacio correspondiente al diario que se incluye al final de cada día para apuntar tus pensamientos y los grandes avances que logres mientras dure el programa. Este libro se diseñó para ser interactivo y no estará terminado sin tu aportación. Anotar tus metas y pensamientos personalizará tu programa, mientras que el diario te enseñará más acerca de ti mismo. Una vez que hayas agregado la información exclusivamente tuya será el libro más importante que posees.

Te recomiendo que empieces el programa en lunes. Así podrás **dejar de hacer ejercicio los domingos, aunque sigas con las Tarjetitas Alimenticias,** dándote la oportunidad de descansar, pesarte y prepararte para la próxima semana. Si ya realizaste todas las tareas de la siguiente lista estás preparado para comenzar tu primer día del programa.

- Ten tus mancuernas, una silla y un tapete o toalla listos para la acción.
- Fotocopia las Tarjetitas Alimenticias originales de la página 239.
- Viste ropa cómoda.
- Sácate tu "foto del antes" y pégala en la página 25. Si aún no te la has tomado, ¡hazlo hoy! Es una de las mejores maneras de evaluar tu progreso.
- Si aún no lo has hecho, ¡llena ahora mismo el Contrato del Éxito en la página 30! Te ayudará a centrarte en tu meta y a comprometerte con ella.

¡Adelante!

Semana Nº1
Día Nº1

"Si no hay salud,

la sabiduría no puede revelarse

ni el arte manifestarse,

la fuerza no se ejerce,

la riqueza se hace inútil

y la razón, impotente".

—Herófilo, 300 a. de C.

Un plan mental definido

¿Alguna vez conociste a alguien tan apasionado y regido por sus emociones que no le permitía a nadie ponerle piedras en el camino? A lo largo de la historia, personas como Thomas Edison, Henry Ford, los hermanos Wright, Bill Gates y la Madre Teresa han vivido pasiones tan fuertes que supieron hacer realidad sus sueños a pesar de todos los obstáculos. ¿Cuál era su secreto para mantenerse tan motivados? ¿Cómo alimentaban la llama de su pasión diariamente? Cada uno de ellos tenía un plan muy claro, un programa mental que los guió con éxito hacia su meta.

Tú necesitas una pasión similar para construir el cuerpo de tus sueños. Un programa mental resulta imprescindible para que tengas éxito. Una meta clara será la ventaja más poderosa con la que puedas contar para hacer realidad el cuerpo con el que sueñas. Imagínate construir una casa sin proyecto arquitectónico o viajar a un lugar desconocido sin un atlas de carreteras. Sería prácticamente imposible.

Comienza por diseñar el cuerpo que anhelas. Toma un bolígrafo y apunta, en el espacio "¿Cuál es mi meta específica?", cómo será tu nuevo cuerpo. ¿Tendrás facciones definidas, brazos torneados, piernas delgadas, una panza plana? *Imagínate a tu "yo" ideal y descríbelo*. Al terminar empieza con tus ejercicios del programa 8 Minutos por la Mañana.

¿Cuál es mi meta específica?

_____

_____

_____

_____

_____

Antes de empezar haz un calentamiento rápido. Luego realiza una serie de 12 repeticiones del ejercicio A y sigue inmediatamente con 12 repeticiones del ejercicio B. Repite el ciclo hasta haber completado un total de 4 series de cada ejercicio. Velas marcando en tu diario a medida que las realices. Por último haz los tres estiramientos de enfriamiento.

Diario de ejercicios

Ejercicio	lb/kg	Serie Nº 1 (✓)	Serie Nº 2 (✓)	Serie Nº 3 (✓)	Serie Nº 4 (✓)
A					
B					

EJERCICIO A: PECHO

Pres con mancuernas

Acuéstate boca arriba sobre un tapete, con las rodillas dobladas y las plantas de los pies apoyadas en el piso. Puedes apoyar la espalda y la cabeza en una o varias almohadas. Con una mancuerna (pesa de mano) en cada mano, coloca los codos a la altura de tus hombros, formando un ángulo recto entre el brazo y tu costado. Exhala al extender lentamente los brazos y levantar las mancuernas hacia el techo. No estires los codos totalmente. Mantén la posición durante 1 segundo e inhala al regresar al punto de partida.

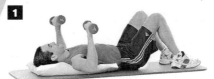

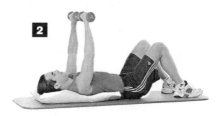

EJERCICIO B: ESPALDA

Remo con ambos brazos

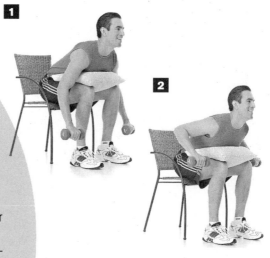

Siéntate en una silla resistente y sujeta una mancuerna con cada mano. Si lo deseas, puedes ponerte una almohada sobre las rodillas para apoyarte mejor. Inclínate hacia delante y extiende los brazos hacia abajo, asegurándote de mantener los codos ligeramente doblados. Exhala al doblar lentamente los codos y subirlos hacia el techo. Cuando las mancuernas se emparejen con la parte superior de tus muslos, mantén la posición durante 1 segundo. Inhala al bajar las mancuernas lentamente hasta el punto de partida.

La deshidratación puede retardar el metabolismo en un 3 por ciento. Si pesas 150 libras (67 kg), eso significa que quemarás 45 calorías menos diariamente, lo cual equivale a una cucharada de almíbar (sirope) para panqueques (*pancakes*, *hotcakes*). Tal vez no parezca mucho, pero piensa a largo plazo. Esas 45 calorías diarias pueden impedirle a tu cuerpo que queme 5 libras (2 kg) de grasa al año. Sin prisa pero constantemente las calorías se acumulan, hasta que terminamos preguntándonos por qué los pantalones o las faldas nos quedan tan apretados.

Pocas personas toman la cantidad de agua que deberían. Si tienes sed ya estás deshidratado, así que no confíes en tu cuerpo para que te diga cuándo beber. En cambio, ingiere agua constantemente. Ten una botella grande de agua en tu escritorio y toma sorbos generosos con frecuencia. Bebe un gran vaso de agua antes y después de tus ejercicios del programa 8 Minutos por la Mañana, durante tu descanso para almorzar y antes de cenar.

El Diario de Hoy

_____

_____

_____

_____

_____

_____

_____

_____

_____

_____

_____

_____

Semana Nº1
Día Nº2

"El futuro depende de lo que hagamos en el presente".

—Mahatma Gandhi,
estadista de la India

Haz que la insatisfacción trabaje a tu favor

¿Recuerdas al personaje Ebenezer Scrooge en el *Cuento de Navidad* de Charles Dickens? Scrooge era un viejo egoísta y tacaño (maceta, codo, agarrado) cuyo comportamiento literalmente cambió de la noche a la mañana. Después de que tres espíritus lo visitaran y le señalaran su malvado comportamiento, despertó al día siguiente decidido a llevar una mejor vida. Al contemplar su existencia como espectador más que como actor principal, se sintió tan mal por sus acciones que exclamó: "¡Ya basta!".

¿Alguna vez te has sentido tan enojado, triste o decepcionado por algo que estabas haciendo que finalmente afirmaste: "¡Ya basta! ¡No seguiré haciéndolo!"? Pues debes hacer lo mismo en este momento. Haz que la insatisfacción trabaje a tu favor. Se trata de una de las herramientas más valiosas de motivación que puedes utilizar para encender esa chispa que hay dentro de ti.

¿De qué manera tener sobrepeso y estar fuera de forma ha afectado tu carrera profesional, relaciones íntimas y familiares y tu felicidad personal? Sé sincero contigo mismo. La insatisfacción puede proporcionarte la semilla de tu éxito. Tómate unos cuantos minutos ahora mismo para plasmar tus sentimientos acerca del precio que has pagado por la inactividad y por comer en exceso. Toma un bolígrafo y apúntalos en el espacio siguiente, bajo "¿Qué sufrimientos me ha causado tener sobrepeso?".

¿Qué sufrimientos me ha causado tener sobrepeso?

_____

_____

_____

_____

Antes de empezar haz un calentamiento rápido. Luego realiza una serie de 12 repeticiones del ejercicio A y sigue inmediatamente con 12 repeticiones del ejercicio B. Repite el ciclo hasta haber completado un total de 4 series de cada ejercicio. Velas marcando en tu diario a medida que las realices. Por último haz los tres estiramientos de enfriamiento.

Diario de ejercicios

Ejercicio	lb/kg	Serie Nº 1 (✓)	Serie Nº 2 (✓)	Serie Nº 3 (✓)	Serie Nº 4 (✓)
A					
B					

EJERCICIO A: HOMBROS
Levantamientos laterales

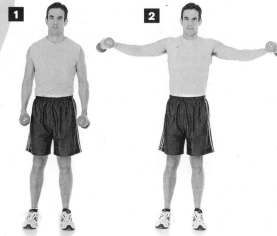

Párate con los pies separados a la misma distancia que el ancho de tus hombros, la espalda recta y los músculos abdominales tensos. Sujeta una mancuerna con cada mano a ambos lados del cuerpo, con los brazos rectos y los codos ligeramente doblados. Exhala al levantar las pesas lentamente hacia los lados, hasta que queden un poco arriba del nivel de tus hombros con las palmas hacia abajo. Mantén esta posición durante 1 segundo e inhala al bajar los brazos hasta el punto de partida.

EJERCICIO B: ABDOMINALES
Contracciones abdominales

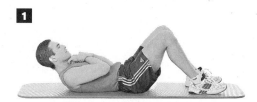

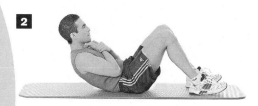

Acuéstate boca arriba sobre un tapete, con las rodillas dobladas y las plantas de los pies apoyadas en el piso. Cierra el puño derecho y colócalo entre la barbilla y la clavícula. Sujeta tu muñeca derecha con la mano izquierda. Esto te ayudará a evitar que levantes la cabeza primero y que tenses el cuello. Sin mover tu cuerpo de la cintura para abajo, exhala al levantar lentamente la parte superior del torso hasta que tus omóplatos se separen del suelo. Mantén esta posición durante 1 segundo e inhala al volver a bajar lentamente hasta el punto de partida.

Mucha gente come en exceso no por hambre sino simplemente porque la comida está ahí. A fin de limitarte a las porciones que correspondan a tu selección calórica, sírvete las porciones correctas y deja el resto de la comida en la cocina. No la lleves a la mesa, donde te podría ganar la tentación de darte el gusto de volverte a servir.

Haz lo mismo con tus meriendas (refrigerios, tentempiés). Compra los alimentos incluidos bajo Meriendas y Antojos, como las hojuelas o los dulces, en porciones pequeñas o individuales, de manera que no estés tentado a engullir un paquete de tamaño familiar al ver la televisión o hablar por teléfono. Y nunca *jamás* comas helado directamente del envase.

El Diario de Hoy

_____

_____

_____

_____

_____

_____

_____

_____

_____

_____

_____

_____

_____

Semana Nº1
Día Nº3

"Los obstáculos no tienen por qué detenerte. Si te topas con una pared, no te des la vuelta dándote por vencido. Encuentra la manera de escalarla, atravesarla o darle la vuelta".

—Michael Jordan,
jugador de baloncesto

Define bien lo que ganarás

Durante muchos años, Randy Leamer intentó en vano bajar de peso. Pero un día se sintió *muy* motivado y al cabo de un año había bajado más de 103 libras (46 kg). ¿Cómo le hizo? ¿De dónde sacó la motivación?

Randy contaba con algo que yo llamo un Motivo Pasional. Su hija de 5 años necesitaba un transplante de riñón urgentemente y Randy era el único que

Mi Lista de Poder
1. _____
Motivo Pasional:_____
Motivo Pasional:_____
2. _____
Motivo Pasional:_____
Motivo Pasional:_____
3. _____
Motivo Pasional:_____
Motivo Pasional:_____

podía proporcionarle el órgano. Sin embargo, estaba tan obeso que los médicos se negaron a realizar la intervención quirúrgica; era demasiado arriesgado. Sin vacilar empezó a comer bien y a hacer ejercicio a diario. Durante los siguientes 11 meses no se quejó ni una vez ni se saltó una sola sesión de ejercicio. Una vez que hubo bajado de peso pudo donar su riñón y salvar la vida de su hija. Desde entonces no ha vuelto a engordar.

Debes encontrar tus propios Motivos Pasionales haciendo una Lista de Poder. Apunta las tres cosas más importantes de tu vida, como tu cónyuge, tu familia, tu independencia económica, tu espiritualidad, etcétera.

Luego pregúntate que ganarás si bajas de peso. Tu respuesta a esta pregunta te ayudará a descubrir tus Motivos Pasionales (dos por cada elemento en tu lista). Si pusiste a tu cónyuge en tu Lista de Poder, tal vez respondas "más romanticismo y mejor sexo". Si mencionaste tu independencia económica, puedes anotar "más energía para arrancar un negocio desde mi casa". ¡Repasa tus Motivos Pasionales todos los días!

Antes de empezar haz un calentamiento rápido. Luego realiza una serie de 12 repeticiones del ejercicio A y sigue inmediatamente con 12 repeticiones del ejercicio B. Repite el ciclo hasta haber completado un total de 4 series de cada ejercicio. Velas marcando en tu diario a medida que las realices. Por último haz los tres estiramientos de enfriamiento.

Diario de ejercicios

Ejercicio	lb/kg	Serie Nº 1 (✓)	Serie Nº 2 (✓)	Serie Nº 3 (✓)	Serie Nº 4 (✓)
A					
B					

EJERCICIO A: TRÍCEPS
Extensión del tríceps (acostado)

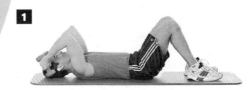
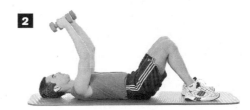

Acuéstate boca arriba sobre un tapete con una mancuerna en cada mano a ambos lados de la cabeza, a la altura de tus orejas, y los codos apuntando hacia arriba. Exhala al extender lentamente los brazos, levantando ambas pesas hacia el techo. Estira los brazos pero mantén los codos ligeramente doblados. Sostén esta posición durante 1 segundo e inhala al bajar las mancuernas otra vez hasta el punto de partida.

EJERCICIO B: BÍCEPS
Curl de brazo (parado)

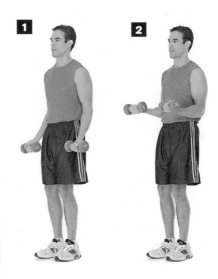

Párate con los pies separados a la misma distancia que el ancho de tus hombros y los brazos extendidos a ambos lados del cuerpo. Sujeta una mancuerna con cada mano, con las palmas vueltas al frente. Exhala al flexionar ambos brazos al mismo tiempo acercando las palmas a tus bíceps, pasándote sólo un poco de los 90 grados. Mantén los codos cerca de tus costados y concéntrate en realizar el movimiento desde las articulaciones de los codos, no desde los hombros. Sostén esta posición durante 1 segundo e inhala al bajar las mancuernas otra vez hasta el punto de partida.

Si bien el jugo de frutas está retacado de vitaminas y antioxidantes que pueden mejorar tu salud, la mayoría también contienen un montón de calorías. Una botella de 10 onzas (300 ml) llega a sumar hasta 150 calorías. Si te encanta el jugo y quieres obtener los beneficios de su valor nutritivo pero no sus calorías, dilúyelo. Llena tu vaso a la mitad con agua mineral con gas y complétalo con jugo de frutas. Así reducirás el total de calorías a la mitad sin sacrificar el sabor. También puedes agregar agua mineral con gas al vino, al jugo de tomate (jitomate) e incluso al refresco (soda). Con el tiempo podrás ir aumentando la cantidad de agua mineral con gas hasta dejar por completo las bebidas con calorías. Al final terminarás tomando agua mineral con gas y sólo un chorrito de jugo o refresco para darle sabor.

El Diario de Hoy

_____

_____

_____

_____

_____

_____

_____

_____

_____

_____

_____

_____

Semana Nº1
Día Nº4

"Cuando siempre entregas tu mejor esfuerzo, actúas. Entregar tu mejor esfuerzo es actuar porque te encanta, no por esperar una recompensa".

—Don Miguel Ruiz,
autor de *Los cuatro acuerdos*

Imagínatelo para que se haga realidad

El refrán dice "ver para creer", y en cierta medida se puede aplicar a la pérdida de peso. Imaginarte tu cuerpo ideal te ayuda a creer en ti mismo y es un paso fundamental para lograr ese cuerpo. Piensa en cualquier objeto del mundo físico: un carro, una computadora o un vestido. No existe por casualidad. Existe porque alguien se formó una imagen mental muy clara de lo que quería crear.

Quiero que lo lleves a cabo ahora mismo. Imagínate el cuerpo que tendrás en el futuro. Practicar la visualización (véase "Ejercicio de visualización") todas las mañanas te permitirá ver y sentir al nuevo "yo" que está emergiendo.

Ejercicio de visualización

1. Cierra los ojos; respira profundamente varias veces por la nariz, relajándote, y obsérvate a ti mismo a través del lente de una cámara. Contempla el cuerpo que quieres tener. ¿Cuál es tu postura? ¿Cómo estás vestido? Si la imagen aparece en blanco y negro, agrégale color. Dibuja una gran sonrisa en tu rostro.

2. Con los ojos aún cerrados, mírate a través del lente de una cámara de video. Por lo tanto puedes estirarte, caminar, bailar, correr, reír o interactuar con el entorno en el que te encuentres. Imagínate el cuerpo que deseas tener.

3. Pásate al cuerpo que quieres tener. Ahora estás viendo las cosas a través de tus ojos. Fíjate en lo tonificados que están tus brazos y piernas. Son tuyos, disfrútalos.

Antes de empezar haz un calentamiento rápido. Luego realiza una serie de 12 repeticiones del ejercicio A y sigue inmediatamente con 12 repeticiones del ejercicio B. Repite el ciclo hasta haber completado un total de 4 series de cada ejercicio. Velas marcando en tu diario a medida que las realices. Por último haz los tres estiramientos de enfriamiento.

Diario de ejercicios

Ejercicio	lb/kg	Serie Nº 1 (✓)	Serie Nº 2 (✓)	Serie Nº 3 (✓)	Serie Nº 4 (✓)
A					
B					

EJERCICIO A: PARTE POSTERIOR DEL MUSLO

Levantamiento de piernas

Acuéstate sobre un tapete con las palmas de las manos en el piso y los talones apoyados sobre una silla resistente. Exhala al contraer las asentaderas para levantarlas hacia el techo. Mantén esta posición durante 1 segundo e inhala al bajar las asentaderas lentamente hasta el punto de partida.

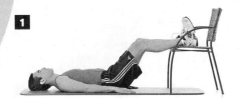

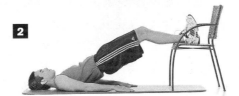

EJERCICIO B: CUÁDRICEPS

Sentadillas (cuclillas)

Párate con los pies separados a una distancia ligeramente superior al ancho de tus hombros y los brazos a ambos lados del cuerpo. Con la espalda recta y los músculos abdominales tensos, exhala al bajar lentamente hasta doblar las piernas en un ángulo de 90 grados. Saca las asentaderas como si quisieras sentarte en una silla y no dejes que tus rodillas se extiendan más allá de los dedos de tus pies. De ser necesario, puedes apoyar las manos en los muslos. Mantén la posición de sentadilla durante 1 segundo e inhala al regresar lentamente hasta el punto de partida.

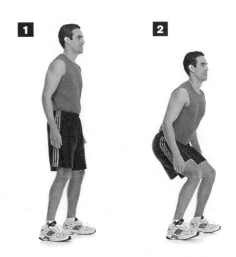

El aceite de oliva es uno de los más saludables para cocinar, por lo que lo recomiendo en mi programa alimenticio Engrasa y Adelgaza. Hay muchísimas variedades y puede costar trabajo elegir entre ellas. Desde el normal hasta el extra virgen, el mejor para ti en realidad será aquel que más se ajuste a tu paladar y presupuesto.

El aceite de oliva extra virgen es el más caro y de mayor calidad. Para lograr el calificativo de extra virgen, las olivas se recogen a mano cuando están perfectamente maduras, lo cual le da su rico sabor al aceite. Si la etiqueta de la botella sólo dice "aceite de oliva" tiene imperfecciones, carece un poco del rico sabor del extra virgen y cuesta más barato. En lo que se refiere a sabor y calidad, el aceite de oliva virgen se encuentra entre el extra virgen y el normal. El aceite de oliva "ligero" no es bajo en calorías sino ligero en sabor y apariencia. Se produce específicamente para las personas que quieren consumir aceite de oliva, pero a quienes no les gusta su fuerte sabor.

El Diario de Hoy

Semana N⁰1
Día N⁰5

"Tener visión es dominar el arte
de ver lo invisible".

—Jonathan Swift,
poeta y escritor satírico irlandés

Crea el entorno perfecto

¿ Recuerdas la película *Forrest Gump*? Trata de un hombre cuya vida resulta extraordinaria a pesar de que él es un "discapacitado". Es capaz de hacer realidad sus sueños gracias a la manera de ver el mundo que su mamá le enseñó. Ella le ayudó a dominar el entorno más importante de la existencia humana: el que tenemos dentro de nosotros mismos.

La mamá de Forrest le explicaba las cosas de una manera que a él lo llevó a formular lo que yo llamo las Preguntas Motivadas por Resultados (PMPR). En lugar de preguntarse a sí mismo: "¿Qué sucede con mis piernas?" o "¿Por qué soy más lento que los demás niños?", él se planteaba cuestiones como: "¿Por qué Dios me hizo tan especial?" y "¿Por qué tengo la fortuna de poseer estos zapatos mágicos?".

Al formular Preguntas Motivadas por Resultados resulta imposible centrarse en cosas deprimentes y desmotivadoras. No queda otra alternativa que ver la situación de manera estimulante y motivadora.

Si formulas preguntas basadas en pensamientos negativos como "¿Por qué no puedo bajar de peso?" o "¿Cuál es mi problema?", tus respuestas revelarán todas las razones por las que no puedes adelgazar y harán que te sientas peor. Las PMPR dirigen tus emociones hacia los resultados que desees. Tienes que leer y pensar acerca de las PMPR todos los días sin falta.

Preguntas Motivadas por Resultados

Fotocopia estas PMPR y colócalas en el refrigerador, tu escritorio de trabajo o la puerta del clóset, para que las veas a menudo.

1. ¿Cuánta alegría sentiré cuando consiga el cuerpo que anhelo?
2. ¿Qué vida tan increíble tendré cuando esté más delgado?
3. ¿Qué cosas extraordinarias me dirá la gente cuando esté más delgado?
4. ¿Cómo se transformará mi cuerpo con las elecciones saludables que estoy haciendo?
5. ¿Qué puedo hacer hoy para que mis planes para bajar de peso marchen sobre ruedas?
6. ¿Cómo puedo continuar tejiendo una red de apoyo para la pérdida de peso?

Antes de empezar haz un calentamiento rápido. Luego realiza una serie de 12 repeticiones del ejercicio A y sigue inmediatamente con 12 repeticiones del ejercicio B. Repite el ciclo hasta haber completado un total de 4 series de cada ejercicio. Velas marcando en tu diario a medida que las realices. Por último haz los tres estiramientos de enfriamiento.

Diario de ejercicios

Ejercicio	lb/kg	Serie Nº 1 (✓)	Serie Nº 2 (✓)	Serie Nº 3 (✓)	Serie Nº 4 (✓)
A					
B					

EJERCICIO A: PANTORRILLAS

Puntas (de pie)

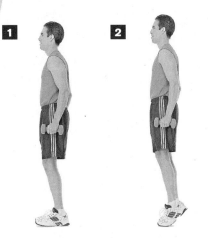

Párate con los pies separados a la misma distancia que el ancho de tus hombros. Sujeta una mancuerna en cada mano a ambos lados del cuerpo con los brazos extendidos, pero no completamente. Saca el pecho, lleva los omóplatos hacia atrás y abajo y tensa los músculos abdominales. Exhala al separar lentamente los talones del piso, poniéndote de puntillas. Mantén la posición durante 1 segundo e inhala al bajar despacio otra vez hasta el punto de partida.

EJERCICIO B: GLÚTEOS

Levantamiento de la pierna hacia atrás

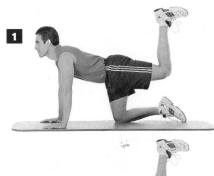
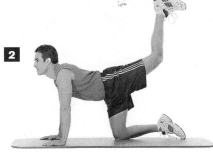

Ponte a gatas sobre un tapete con las rodillas justo debajo de las caderas, las manos un poco más separadas que los hombros y los dedos apuntados hacia delante. Con la cabeza arriba, levanta la pierna izquierda hasta que el muslo quede alineado con tu torso. Dobla la rodilla y exhala al empujar el pie lentamente hacia el techo. Si sientes demasiada presión en la espalda, baja la cabeza para mirar el tapete. Una vez que alcances la máxima contracción posible para ti, mantén la posición durante 1 segundo. Inhala al bajar la pierna lentamente hasta que nuevamente quede alineada con tu torso. Haz una serie con la pierna izquierda y luego cambia a la derecha.

Muchas personas me dicen que apenas comen, pero que aun así no consiguen bajar de peso. Yo les pido que tomen en cuenta todas las pequeñas cantidades de calorías que la mayoría de las personas tienden a considerar como "regalitos", como si en realidad no contaran como comida. En muchos casos así sucede con la comida que se prueba al cocinar. Esas cucharadas de sopa, mordiscos de pan de maíz (elote, choclo) y pedacitos de queso pueden llegar a sumar 100 calorías más al día, ¡lo cual ascendería a 10 libras (4 kg) adicionales al cabo de un año! Otras fuentes de calorías que se suelen pasar por alto son las muestras gratuitas en la tienda de comestibles, las cosas ricas que los compañeros de trabajo depositan en tu escritorio y la comida que queda en el plato de tu hijo. ¡Si picas aquí y allá, no olvides marcar las cajitas apropiadas en tus Tarjetitas Alimenticias!

El Diario de Hoy

_____
_____
_____
_____
_____
_____
_____
_____
_____
_____

Semana Nº1
Día Nº6

"No puedes confiar en tus ojos si
tu imaginación está borrosa".

—Mark Twain,
narrador y escritor satírico
estadounidense

Haz tiempo y aprovéchalo

Sería estupendo contar con 3 ó 4 horas adicionales a la semana, ¿verdad? ¿Cómo podrías aprovecharlas para adelantar tu éxito? ¿Cuántas libras o kilos más perderías? ¿Con cuánta anticipación alcanzarías tu meta?

Todos tenemos lo que llamo una Zona del Fracaso. La mayoría de la gente pasamos demasiado tiempo ahí. Se cae en la Zona del Fracaso al hacer algo que no produce ninguna mejoría significativa en tu vida. La actividad número uno correspondiente a esta Zona es ver la televisión. La persona común que vive en los Estados Unidos dedica 30 horas a la semana a verla. La Zona del Fracaso también puede incluir actividades como hablar sin ton ni son por teléfono o navegar por Internet.

¿Cuáles son tus Zonas del Fracaso y cuántas horas al día dedicas a cada una de las actividades que las componen? Si el número rebasa las 6 a 8 horas se trata de un tiempo que podrías aprovechar mejor para crear el cuerpo que siempre soñaste.

¿Cuáles son mis Zonas del Fracaso?

Actividad de la Zona del Fracaso: _____ **Horas al día:** _____

Actividad de la Zona del Fracaso: _____ **Horas al día:** _____

Actividad de la Zona del Fracaso: _____ **Horas al día:** _____

Tiempo total en la Zona del Fracaso _____ **x 7 días = _____**

El resultado es el tiempo EXTRA del que dispondrás a la semana una vez que logres salir de tu Zona del Fracaso.

Antes de empezar haz un calentamiento rápido. Luego realiza una serie de 12 repeticiones del ejercicio A y sigue inmediatamente con 12 repeticiones del ejercicio B. Repite el ciclo hasta haber completado un total de 4 series de cada ejercicio. Velas marcando en tu diario a medida que las realices. Por último haz los tres estiramientos de enfriamiento.

Diario de ejercicios

Ejercicio	lb/kg	Serie Nº 1 (✓)	Serie Nº 2 (✓)	Serie Nº 3 (✓)	Serie Nº 4 (✓)
A					
B					

EJERCICIO A: PARTE INTERIOR DEL MUSLO

Media tijera hacia adentro

Acuéstate de lado sobre un tapete con las piernas extendidas, apoyando la parte superior del torso en el codo y el antebrazo izquierdo. Dobla la rodilla derecha y coloca el pie derecho detrás de la pierna izquierda para equilibrarte. Mantén la pierna izquierda recta y exhala al levantar lentamente el pie izquierdo lo más alto que puedas. Mantén esta posición durante 1 segundo e inhala al bajar el pie otra vez hasta el punto de partida. Haz una serie con la pierna izquierda y luego cambia a la derecha.

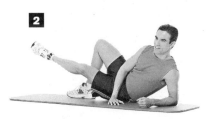

EJERCICIO B: PARTE EXTERIOR DEL MUSLO

Levantamiento lateral de rodilla

Ponte a gatas sobre un tapete con las rodillas justo debajo de las caderas, las manos un poco más separadas que los hombros y los dedos apuntados hacia delante. Mantén la espalda recta y la cabeza levantada. Con la pierna derecha doblada en un ángulo de 90 grados, exhala al levantarla hacia un costado (como un perrito en su árbol). Mantén esta posición durante 1 segundo e inhala al bajar la pierna lentamente otra vez hasta el punto de partida. Haz una serie con la pierna derecha y luego continúa con la izquierda.

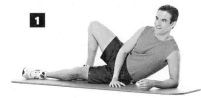

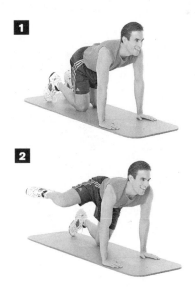

La próxima vez que se te antoje una pizza, pídela sin queso. El queso guarda la mayor parte de las calorías de la pizza y está cargado de grasa saturada poco saludable y engordadora. Si preparas tu propia pizza utiliza sustitutos de queso hechos de soya o ninguno. Te prometo que con el tiempo preferirás este tipo de pizza; sé que a mí me pasó así. Ahora después de comer pizza me siento sano, no abotagado ni soñoliento. Si se te antoja un dejo de queso, espolvorea una pequeña cantidad de parmesano sobre la pizza. Así podrás disfrutar el sabor sin tantas calorías ni grasa poco saludable.

El Diario de Hoy

_____

_____

_____

_____

_____

_____

_____

_____

_____

_____

_____

_____

Semana Nº 1
Día Nº 7

"Nunca habrá tiempo para las cosas. Si quieres tiempo, debes hacértelo".

—Charles Buxton,
escritor estadounidense

Crea un collage inspirador

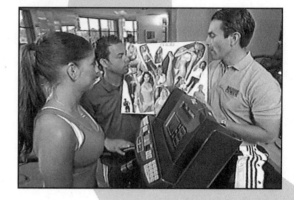

Cuando miras tus viejos álbumes, ¿percibes las emociones que las fotos registran? Imagínate una foto especial de un cumpleaños, una boda o una graduación. ¿Puedes trasladarte a ese momento y vivirlo de nuevo? Las fotografías guardan cierto poder mágico para nosotros. Pueden hacernos sentir de cierta manera casi al instante.

¿Alguna vez viste a alguien con una forma física estupenda, pensaste: "Quiero lucir igual" y luego hiciste tu siguiente serie de ejercicios con mayor energía y motivación? Debes rodearte de imágenes motivadoras.

Quiero que emplees una parte de este domingo en hacer un collage inspirador. Hojea tres o cuatro revistas y selecciona cinco fotos o más de personas saludables con buena forma física que te inspiren. Córtalas y pégalas en un tablero. Coloca tu collage inspirador en un lugar donde puedas verlo durante todo el día y utiliza estas imágenes para alimentar tus sesiones de ejercicio emocionalmente.

Hoy es tu día libre, así que tómate un poco de tiempo para ti mismo. Sal a caminar rápidamente, respira aire fresco y motívate para la siguiente semana.

8 minutos hacia el éxito

¡Stephanie bajó 32 libras (14 kg)!

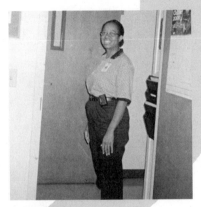

ANTES

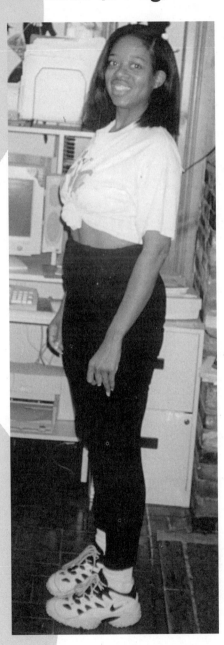

"Como madre soltera de dos niños, siempre me ha resultado sumamente difícil bajar de peso. Después de 2 años seguía sin poder ponerme la ropa de antes del embarazo. Durante meses comí alimentos bajos en grasa e hice 60 minutos de aeróbicos de alto impacto diariamente, pero sin lograr nada. Sin embargo, todo cambió cuando comencé con el programa 8 Minutos por la Mañana.

"Ahora estoy delgada y tengo más energía que nunca. Con el programa 8 Minutos por la Mañana para guiarme, siempre conté con las herramientas necesarias para lograr mis objetivos. ¡Me cambió la vida! Mis amigos, familia y compañeros de trabajo me felicitan todo el tiempo por mi aspecto. ¡Mamás recientes, este programa funciona!"

—Stephanie Donald
Directora de producción

Me gusta comer algo dulce de vez en cuando. Sin embargo, no quiero marcar varias cajitas de comida sólo por un pastel (bizcocho, torta, *cake*) o unas galletitas (*cookies*). Cuando tengo muchas ganas de algo dulce, sobre todo después de comer, voy al congelador. No por helado sino por unas uvas congeladas sin semilla.

Por alguna razón la uva es mucho más deliciosa congelada que a temperatura ambiente, y 10 uvas medianas sólo aportan 15 calorías. Puedes comer 12 antes de tener que marcar el consumo de fruta del día en la Tarjetita Alimenticia. Además, las uvas están cargadas de fitoquímicos saludables que combaten las enfermedades cardíacas y el cáncer.

IMPORTANTE: Actualización de la primera semana

Llegó el momento de revisar tu progreso y de anotar los avances de la primera semana. De esta manera te mantendrás centrado y responsable. Así que ve por un bolígrafo y contesta las siguientes preguntas.

1. ¿Cuál es tu peso actual? Pésate y anota tu peso inicial. _____
_____

2. ¿Qué cosas hiciste bien esta semana? ¿De qué te sientes orgulloso? _____
_____

3. ¿En qué podrías mejorar? _____
_____

4. ¿Cuál será tu estrategia para la segunda semana? _____
_____

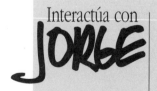

Interactúa con **JORGE**

Si deseas que nuestra relación sea más interactiva, envía un mensaje por correo electrónico con las respuestas de la actualización de esta semana a semanauno@jorgecruise.com. Recibirás un mensaje especial con consejos adicionales acerca de cómo lograr que la segunda semana sea aún más divertida y eficaz.

Semana Nº2
Día Nº8

"Siempre visualizo el futuro y lo
que veo, lo consigo".

—Thalía,
actriz y cantante mexicana

Súbele a la certeza

Tener la certeza de que lograrás el cuerpo de tus sueños resulta fundamental. Tener certeza no es sino la convicción de que lo conseguirás. Si estás seguro de que tendrás éxito, lo lograrás. ¿Y cómo puedes reforzar tu certeza de conseguir un cuerpo delgado? ¿Cómo vas a crear la seguridad inquebrantable de alcanzar tu meta?

Lo que necesitas son "referencias positivas". El autor Tony Robbins, mi amigo y mentor, explica el concepto de la siguiente forma: imagínate tu convicción como el tablero de una mesa; las patas son las referencias que apoyan ese tablero. Por ejemplo, para creer que eres inteligente (tablero de la mesa) debes tener referencias (patas) que apoyan esta creencia. Quizá la gente te ha dicho que eres inteligente, tienes muchos amigos inteligentes y disfrutas actividades inteligentes como leer y asistir a seminarios. De manera semejante, para tener la certeza de adelgazar necesitas unas patas que apoyen esta convicción.

En "Adelgazaré" anota al menos cuatro referencias que apoyen la idea de que bajarás de peso. Por ejemplo, puedes escribir: "Tengo mucho que ganar con mi familia", "Siempre cumplo con las tareas importantes para mí", "Cuento con el apoyo de mi familia" y "Soy un buen ejemplo para mis hijos". Revisa estas referencias diariamente.

Adelgazaré

Las cuatro referencias que apoyan esta certeza:

1. _____
2. _____
3. _____
4. _____

Antes de empezar haz un calentamiento rápido. Luego realiza una serie de 12 repeticiones del ejercicio A y sigue inmediatamente con 12 repeticiones del ejercicio B. Repite el ciclo hasta haber completado un total de 4 series de cada ejercicio. Velas marcando en tu diario a medida que las realices. Por último haz los tres estiramientos de enfriamiento.

Diario de ejercicios

Ejercicio	lb/kg	Serie Nº 1 (✓)	Serie Nº 2 (✓)	Serie Nº 3 (✓)	Serie Nº 4 (✓)
A					
B					

EJERCICIO A: PECHO
Plancha (lagartija) de rodillas

Ponte a gatas sobre un tapete con las rodillas justo debajo de las caderas, las manos un poco más separadas que los hombros y los dedos apuntados hacia delante. Baja la pelvis para poner el torso en línea recta desde las rodillas hasta la cabeza. Inhala y baja el pecho hacia el piso hasta que los codos te queden en el mismo nivel que los hombros, con la espalda recta y los músculos abdominales tensos. Exhala y levántate hasta la posición inicial, manteniendo los codos ligeramente doblados.

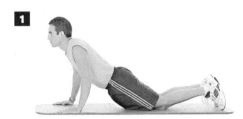

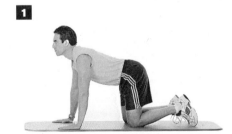

EJERCICIO B: ESPALDA
Perro de caza

Ponte a gatas sobre un tapete con las rodillas justo debajo de las caderas, las manos un poco más separadas que los hombros y los dedos apuntados hacia delante. Con la cabeza arriba, exhala y levanta y extiende simultáneamente el brazo izquierdo y la pierna derecha. Mantén la espalda recta y los músculos abdominales tensos durante todo el movimiento. Cuando tu brazo y muslo queden paralelos con respecto al piso, sostén la posición hasta la cuenta de 3. Inhala al bajarlos nuevamente hasta el punto de partida. Repite con el brazo y la pierna contrarios. Continúa alternando así hasta terminar una serie de cada lado.

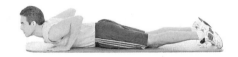

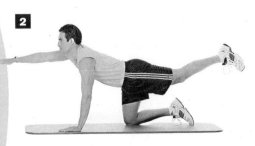

Como parte del programa alimenticio Engrasa y Adelgaza recomiendo comer muchas verduras: no menos de 6 porciones al día y hasta 9 porciones diarias, según la selección calórica que te corresponda. Algunos de mis clientes me han comentado que les resulta difícil incluir tantas verduras en su alimentación.

Mi solución es que siempre tengas verduras picadas en el refrigerador tanto de la casa como del trabajo. Utilízalas para satisfacer tus antojos. A diferencia de los alimentos típicos para merienda como papitas fritas y *pretzels*, puedes comer todas las verduras crujientes que quieras. Ten en tu escritorio una bolsa de zanahorias cambray (*baby carrots*), rábanos en rodajas, ramitas de apio o cabezuelas de coliflor y pica de vez en cuando. Lo mejor es que no hace falta dedicar un montón de tiempo a la preparación de estas verduras. La mayoría de las tiendas de comestibles venden verduras prepicadas que puedes comer directamente de la bolsa.

El Diario de Hoy

_____

_____

_____

_____

_____

_____

_____

_____

_____

_____

_____

_____

Semana Nº2
Día Nº9

"Debes hacer lo que creas que
no puedes hacer".

—Eleanor Roosevelt,
filántropa y diplomática estadounidense

Elige tu Etiqueta de Poder

Una buena amiga mía trabajó alguna vez en una concesión en Disneylandia. El empleo no estaba muy bien pagado, pero a ella le gustó más que cualquier otro. En los demás sitios era simplemente una empleada. En el parque, por el contrario, formaba parte de un *elenco*. No se sentía vendedora sino artista. El solo pensar en su papel la hacía sonreír.

Etiquetas de Poder

Supermamá	**"Cuero"**
Adonis	**Supermujer**
Chica explosiva	**Supermán**
Atleta	

Escoge una de estas Etiquetas de Poder (o inventa una) y anótala aquí. Luego apúntala en hojitas autoadheribles y pégala por todas partes.

_____

A eso yo le llamo una Etiqueta de Poder. Para conseguir tu cuerpo ideal debes elegir una Etiqueta de Poder que te llene de entusiasmo a la hora de hacer ejercicio y de comer bien.

Piénsalo. Demasiadas personas inconscientemente se ponen etiquetas que las hacen sentirse mal: comelón, teleadicto, marrano, adicto al azúcar, estoy para el arrastre. El cerebro humano es un instrumento tan poderoso que uno se convierte en lo que dice la etiqueta. Si realmente crees que eres un "goloso", por ejemplo, siempre tendrás problemas con los dulces. Pero la verdad es que nadie es goloso realmente. Sólo se trata de una palabra que no se hace realidad hasta que la asumas como verdad.

Quiero que escojas una Etiqueta de Poder positiva. Inventa algo que te funcione. ¡El secreto consiste en vivirla todos los días!

Antes de empezar haz un calentamiento rápido. Luego realiza una serie de 12 repeticiones del ejercicio A y sigue inmediatamente con 12 repeticiones del ejercicio B. Repite el ciclo hasta haber completado un total de 4 series de cada ejercicio. Velas marcando en tu diario a medida que las realices. Por último haz los tres estiramientos de enfriamiento.

Diario de ejercicios

Ejercicio	lb/kg	Serie Nº 1 (✓)	Serie Nº 2 (✓)	Serie Nº 3 (✓)	Serie Nº 4 (✓)
A					
B					

EJERCICIO A: HOMBROS

Pres sobre la cabeza

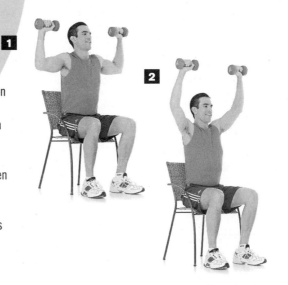

Siéntate en el borde de una silla resistente, con la espalda derecha y tensando los músculos abdominales. Sujeta una mancuerna con cada mano, ligeramente arriba de tus orejas y con las palmas hacia el frente. Debes tener los brazos paralelos al piso y los codos doblados en un ángulo de 90 grados. Exhala al estirar los brazos lentamente para levantar las mancuernas hacia el techo, manteniendo los codos ligeramente doblados. Mantén esta posición durante 1 segundo e inhala al regresar lentamente hasta el punto de partida.

EJERCICIO B: ABDOMINALES

Abdominal (sentado)

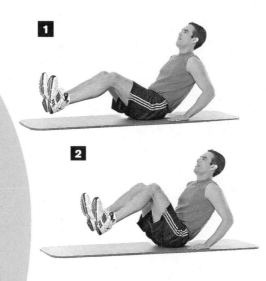

Siéntate sobre un tapete en el piso, con las piernas ligeramente dobladas, los talones un poco separados del suelo y las manos apoyadas justo detrás de tus asentaderas. Exhala al levantar los talones lentamente para llevar las rodillas hacia tu torso. En cuanto tus muslos y abdomen formen un ángulo de 90 grados, mantén esta posición durante 1 segundo y luego inhala al regresar lentamente hasta el punto de partida.

Cuando mis clientes me dicen que no les gustan las verduras, respondo que probablemente no las cocinan correctamente. Quien haya comido alguna vez unas coles (repollitos) de Bruselas, unos tirabeques (*sugar snap peas*) o algo de brócoli recocido y demasiado blando seguramente se quedó con una sensación muy desagradable.

Te reto a que les des otra oportunidad a las verduras, pero ahora pon atención al prepararlas. Las mejores formas de cocinar verduras son asadas a la parrilla, al vapor, escaldadas (blanqueadas) o sofritas (salteadas) con un poco de aceite de oliva en aerosol. Cocínalas sólo hasta calentarlas, pues deben quedar crujientes. Si se ablandan perderán sabor y textura. Al igual que la pasta, siempre deben estar al punto (al dente). También puedes variar el sabor con jugo de limón, ajo o jugo de limón verde (lima). Ninguno de estos condimentos añadirá calorías a tu comida.

El Diario de Hoy

_____

_____

_____

_____

_____

_____

_____

_____

_____

_____

_____

_____

Semana Nº2
Día Nº10

"Las personas son tan felices
como decidan ser".

—Abraham Lincoln,
decimosexto presidente
de los Estados Unidos

Utiliza tu progreso para avanzar más

Unos amigos míos tienen un hijo llamado Matthew. Los veo una vez al año y siempre me sorprende todo lo que el niño ha crecido y aprendido. Sin embargo, sus papás no se dan cuenta ni observan los cambios. No es que no les importe o no le pongan atención, sino que simplemente lo ven todos los días. Cuando uno está cerca de alguien o de algo a diario, por lo común no percibe las pequeñas mejorías que se van produciendo.

Lo mismo sucede a la hora de perder peso: la gente a menudo pierde su motivación porque les parece que no están progresando. Piensan que sus esfuerzos no han tenido resultados y eso dificulta su avance. Por lo tanto, una de las cosas más importantes que puedes hacer para mantenerte bien encaminado y motivado es registrar tu progreso.

Quiero que anotes las 10 cosas más importantes que has aprendido al llevar a cabo el programa 8 Minutos por la Mañana. Todas ellas te ayudarán a mantenerte en buena forma física por el resto de tu vida. Puede ser algo grande o algo pequeño. El secreto radica en darte cuenta de que has cambiado y en valorar tu progreso. Utiliza esta lista para recordarte en quién te estás convirtiendo.

Las 10 cosas más importantes que he aprendido

1. _____
2. _____
3. _____
4. _____
5. _____
6. _____
7. _____
8. _____
9. _____
10. _____

Antes de empezar haz un calentamiento rápido. Luego realiza una serie de 12 repeticiones del ejercicio A y sigue inmediatamente con 12 repeticiones del ejercicio B. Repite el ciclo hasta haber completado un total de 4 series de cada ejercicio. Velas marcando en tu diario a medida que las realices. Por último haz los tres estiramientos de enfriamiento.

Diario de ejercicios

Ejercicio	lb/kg	Serie Nº 1 (✓)	Serie Nº 2 (✓)	Serie Nº 3 (✓)	Serie Nº 4 (✓)
A					
B					

EJERCICIO A: TRÍCEPS
Fondo

Siéntate sobre un tapete con las piernas dobladas a un ángulo de 90 grados y las manos a un 1 pie (unos 30 cm) detrás de tus asentaderas como punto de apoyo. Los dedos deberán apuntar hacia ti, tus brazos estarán ligeramente doblados y tus asentaderas apenas librarán el piso; no deben volver a tocarlo hasta que hayas concluido el ejercicio. Exhala al extender los brazos lentamente sin estirarlos por completo. Una vez que estén extendidos, sostén esta posición durante 1 segundo. Inhala al bajar tu cuerpo al punto de partida.

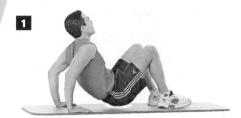
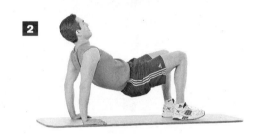

EJERCICIO B: BÍCEPS
Curl de martillo

Párate con los pies separados a la misma distancia que el ancho de tus hombros, la espalda recta y los músculos abdominales tensos. Sostén una mancuerna con cada mano a ambos lados de tu cuerpo, con las palmas hacia dentro. Manteniendo las palmas en esta posición, exhala al doblar los brazos lentamente hasta un ángulo un poco pasados los 90 grados. Mantén esta posición durante 1 segundo e inhala al bajar los brazos otra vez hasta el punto de partida.

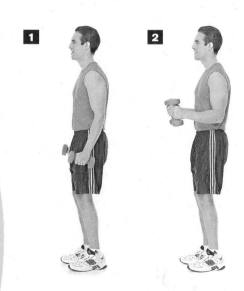

Si nunca has comprado ni preparado pescado, inténtalo. Compra un pescado fácil de cocinar, como salmón, pez espada, tiburón o atún. Todos vienen en lonjas, lo cual es fabuloso para asarlos fácilmente a la parrilla. Sería difícil hacerlo mal.

Cuando compres pescado, busca cortes húmedos y firmes sin bordes secos. La piel, si la conserva, debe ser brillante y de apariencia metálica. Una vez en casa, adoba (remoja) el pescado. Para uno de mis adobos preferidos, mezcla *miso* (un alimento a base de soya) con un poco de vinagre balsámico, aceite de oliva y un toque de salsa de soya baja en sodio en una bolsa de plástico de cierre hermético. Después agrega el pescado. Déjalo reposar 45 minutos antes de asarlo a la parrilla o en el asador (*broiler*) del horno.

El Diario de Hoy

_____

_____

_____

_____

_____

_____

_____

_____

_____

_____

_____

_____

_____

Semana Nº2
Día Nº11

"La puerta a la libertad es la educación".

—Oprah Winfrey,
personaje de la televisión y actriz
estadounidense

Activa tu motivación al instante

En muchos de mis seminarios muestro fragmentos (clips) de la película *Cocoon* para ilustrar una idea importante. Esta película trata de un grupo de personas mayores cuyas vidas están patas arriba a causa de unos extraterrestres. Al principio los ancianos se mueven como tales y no tienen ganas de vivir. Sin embargo, al final están moviendo sus cuerpos de un modo muy diferente: se trepan a los árboles, sonríen, se besan, andan en bicicleta, brincan e incluso bailan. Una vez que comienzan a moverse de manera distinta se sienten motivados a hacer cualquier cosa.

Mover tu cuerpo de forma diferente puede cambiar radicalmente cómo te sientes. Un sinfín de estudios han demostrado que la forma de mover el cuerpo influye en el estado de ánimo a través de la bioquímica. Los niveles de hormonas y oxígeno cambian de acuerdo con el tipo de movimiento. Prueba el ejercicio descrito en "Activa tu día al instante". Producirá un efecto espectacular en tu motivación y concentración.

Activa tu día al instante

Realiza este ejercicio durante por lo menos 1 minuto todas las veces que puedas a lo largo del día para estimular tus sentidos. Resulta mejor aún cuando lo acompañas con música muy animada.

1. **Junta las manos y da una gran palmada.** Da una palmada fuerte con cada respiración. Las palmas de las manos cuentan con más receptores nerviosos que casi todas las demás partes del cuerpo. Dar palmadas provoca una sacudida neurológica que literalmente estimula el cerebro.

2. **Adopta una postura enérgica.** Párate derecho llevando los hombros hacia atrás y abajo y sacando el pecho. Esto activa el músculo del diafragma (ubicado debajo de los pulmones) totalmente, lo cual ayuda a aumentar el consumo de oxígeno al máximo.

3. **Trota en un solo lugar.** Respira hondo al trotar en un solo lugar. Este ejercicio aumenta aún más la cantidad de oxígeno que entra a tu cuerpo al obligar a tu corazón a bombear más sangre.

Antes de empezar haz un calentamiento rápido. Luego realiza una serie de 12 repeticiones del ejercicio A y sigue inmediatamente con 12 repeticiones del ejercicio B. Repite el ciclo hasta haber completado un total de 4 series de cada ejercicio. Velas marcando en tu diario a medida que las realices. Por último haz los tres estiramientos de enfriamiento.

Diario de ejercicios

Ejercicio	lb/kg	Serie Nº 1 (✓)	Serie Nº 2 (✓)	Serie Nº 3 (✓)	Serie Nº 4 (✓)
A					
B					

EJERCICIO A: PARTE POSTERIOR DEL MUSLO
Curl de pierna

Acuéstate boca abajo en un tapete, con los brazos cruzados y la barbilla descansando sobre ellos. Exhala al levantar las piernas lentamente hasta que tus pantorrillas formen un ángulo de 90 grados con tus muslos. Mantén esta posición durante 1 segundo e inhala al bajar los pies lentamente hasta el punto de partida. Si te hace falta más resistencia, ponte pesas en los tobillos.

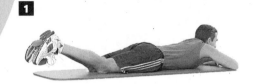

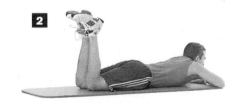

EJERCICIO B: CUÁDRICEPS
Arco

Párate con los pies separados a la misma distancia que el ancho de tus hombros y los brazos colgados a los lados. Inhala al dar un paso hacia el frente con la pierna izquierda, hasta que tu muslo y pantorrilla formen un ángulo de 90 grados. Tu rodilla izquierda no deberá extenderse más allá de los dedos del pie. La pierna derecha también debe estar doblada en un ángulo de casi 90 grados. Exhala al regresar la pierna delantera a la posición inicial y luego da un paso al frente con la pierna contraria. Haz 12 repeticiones con cada pierna.

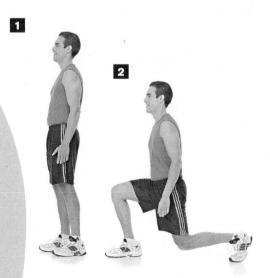

Algunas personas me han preguntado si deben cambiar la crema de cacahuate (maní) procesada normal por la versión natural con su capa de aceite. De hecho sería un buen cambio, porque la versión natural contiene menos ácidos transgrasos perjudiciales que las cremas más procesadas. Sin embargo, si ya vas a cambiar te recomiendo que pruebes la crema de almendra en vez de la natural de cacahuate. ¿Por qué?, preguntarás. Pues si bien la mayoría de los frutos secos son buenos para la salud, estudio tras estudio demuestra que las almendras son de los mejores para combatir las enfermedades cardíacas y el cáncer. Se trata de uno de los frutos secos más ricos en aceites omega. Por otra parte, algunas investigaciones han revelado que el cacahuate puede ser cancerígeno. Además, su cáscara alberga un hongo y contiene menos aceites esenciales omega que la almendra. La crema de almendra se vende en las tiendas de productos naturales así como en algunas de comestibles.

El Diario de Hoy

_____

_____

_____

_____

_____

_____

_____

_____

_____

_____

_____

_____

Semana Nº2
Día Nº12

"En el camino hacia el éxito,
caerse está permitido pero
levantarse es obligatorio".

—Oscar de la Hoya,
boxeador y medallista olimpico

Haz tuyo el poder de sustituir

¿Tienes algún mal hábito que te gustaría eliminar? En mi caso era desvelarme mucho. Sabía que la mejor hora para mis ejercicios era temprano por la mañana, pero seguía acostándome entre la 1:00 y las 2:00 A.M. Por supuesto, no me levantaba hasta las 9:00 o las 10:00 A.M. Mi meta era otra: quería levantarme a las 5:00 A.M., pero para ello tenía que acostarme a las 10:00 P.M.

Para por fin hacer frente a este reto, tuve que sustituir la "realización personal" que obtenía desvelándome hasta tarde. Quedarme despierto hasta tarde era para mí un rato extra del que disponía para trabajar en algo que no hubiera terminado ese día. Era un período mágico para mí, porque podía hacer muchísimas cosas. Por lo tanto tuve que sustituir ese bloque de tiempo adicional por otro. Tuve que empezar a ver el hecho de acostarme tarde como una *pérdida* de tiempo. Ahora sé que aprovecho mejor el tiempo levantándome a las 5:00 A.M. (Me alcanza para vivir un día completo tiempo del Este y luego un día completo tiempo del Oeste de los Estados Unidos). Eso me emociona más y así me motiva para dormirme a las 10:00 P.M.

Anota un mal hábito que quieras abandonar. Luego piensa y apunta lo que esa mala costumbre te ha costado. ¿Qué has perdido por conservar ese hábito? Por último idea una sustitución. Debe ser algo que te emocione en igual grado que lo anterior. Explica cómo tu vida mejorará con el nuevo hábito.

Sustituir un antiguo hábito

Antiguo hábito: _____

Qué problemas me ha ocasionado este hábito: _____

Mejor hábito: _____

Qué ganaré: _____

Antes de empezar haz un calentamiento rápido. Luego realiza una serie de 12 repeticiones del ejercicio A y sigue inmediatamente con 12 repeticiones del ejercicio B. Repite el ciclo hasta haber completado un total de 4 series de cada ejercicio. Velas marcando en tu diario a medida que las realices. Por último haz los tres estiramientos de enfriamiento.

Diario de ejercicios

Ejercicio	lb/kg	Serie Nº 1 (✓)	Serie Nº 2 (✓)	Serie Nº 3 (✓)	Serie Nº 4 (✓)
A					
B					

EJERCICIO A: PANTORRILLAS
Puntas (sentado)

Siéntate en una silla resistente con las plantas de los pies apoyadas en el piso y sostén una mancuerna encima de cada rodilla. Exhala al levantar los talones lentamente, manteniendo las puntas de los pies en el piso. Debes sentir tensión en las pantorrillas. Mantén esta posición durante 1 segundo e inhala al bajar los talones otra vez hasta el punto de partida.

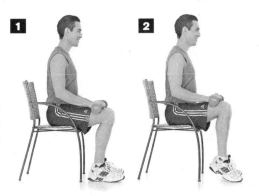

EJERCICIO B: GLUTEOS
Levantamiento de pelvis con contracción

Acuéstate boca arriba sobre un tapete con las palmas de las manos hacia abajo, los pies separados a la misma distancia que el ancho de tus hombros y las rodillas dobladas. Exhala al empujarte con los pies para separar tus asentaderas de 3 a 6 pulgadas (de 7.5 a 15 cm) del piso. Empuja la pelvis hacia arriba, aplanando la curva natural en tu baja espalda. Aprieta las asentaderas durante 1 segundo e inhala al regresar lentamente a la posición inicial.

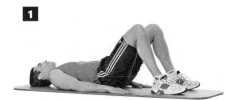

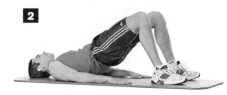

A muchos de mis clientes (¡y a muchos de ustedes!) les encanta la mantequilla, y la mayoría no quieren dejarla. En el plan de alimentación Engrasa y Adelgaza hay cabida para todos los alimentos, incluso para la mantequilla, pero quiero que realices un sencillo cambio a modo de prueba durante unos cuantos días. Llena un pequeño recipiente de plástico con aceite de oliva y ponlo en el refrigerador. El aceite se endurecerá, adoptando la consistencia de la mantequilla. Úntalo en el pan tostado en lugar de esta. *Sabrá* diferente al principio, pero después de unos cuantos días tu paladar se habrá habituado y acabarás prefiriendo el aceite de oliva.

El Diario de Hoy

_____

_____

_____

_____

_____

_____

_____

_____

_____

_____

_____

_____

Semana Nº2
Día Nº13

"Hay una sola forma de lograr lo que uno quiere... hacerlo todo uno mismo".

—Celia Cruz,
cantante legendaria cubana

Motívate con una recompensa

La Charla al Despertar de hoy es sencilla y divertida. Una recompensa es un poderoso instrumento de motivación. Por eso quiero que pienses en algo que puedas obsequiarte al final de tu Reto de 28 días. Debe ser algo que te encante y que además apoye tu nuevo estilo de vida. También debe ser coherente con la persona en que te estás convirtiendo.

Mi recompensa

La siguiente lista incluye algunas recompensas sencillas.

Ropa nueva

Boletos para algún espectáculo o concierto

Un día en la playa

Algún equipo deportivo nuevo, como una bicicleta o unos palos de golf

Un día en un balneario

Una cena romántica para dos

Escoge algo que realmente te encantaría y apúntalo. Después de elegir tu recompensa menciónasela a un amigo o a tu cónyuge. Si te es posible, invita a esa persona. Al hacerla partícipe de tu recompensa te ayudará a responsabilizarte y a mantenerte motivado.

_____

Antes de empezar haz un calentamiento rápido. Luego realiza una serie de 12 repeticiones del ejercicio A y sigue inmediatamente con 12 repeticiones del ejercicio B. Repite el ciclo hasta haber completado un total de 4 series de cada ejercicio. Velas marcando en tu diario a medida que las realices. Por último haz los tres estiramientos de enfriamiento.

Diario de ejercicios

Ejercicio	lb/kg	Serie Nº 1 (✓)	Serie Nº 2 (✓)	Serie Nº 3 (✓)	Serie Nº 4 (✓)
A					
B					

EJERCICIO A: PARTE INTERIOR DEL MUSLO

La rana

Acuéstate boca arriba sobre un tapete, con las palmas de las manos apoyadas en este a ambos lados del cuerpo. Sube las rodillas al pecho. Junta los pies y deja que tus rodillas se separen hasta adoptar una posición parecida a la de las patas de una rana. Exhala al extender las piernas hacia arriba, manteniendo juntos los bordes internos de los pies. Deténte antes de estirar las piernas totalmente, asegurándote de no extender las rodillas por completo. Mantén esta posición durante 1 segundo e inhala al regresar al punto de partida.

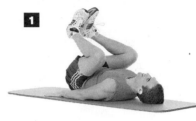

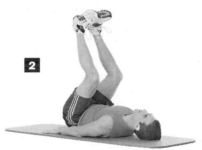

EJERCICIO B: PARTE EXTERIOR DEL MUSLO

Levantamiento lateral de pierna

Acuéstate de lado en un tapete, apoyando la parte superior del torso en el codo izquierdo. Tus piernas deben estar extendidas y alineadas con el torso. Exhala al levantar la pierna de arriba. Mantén esta posición durante 1 segundo e inhala al bajar la pierna lentamente otra vez hasta el punto de partida. Haz 12 repeticiones con la pierna izquierda y luego cambia a la derecha. Para aumentar la resistencia, ponte pesas en los tobillos.

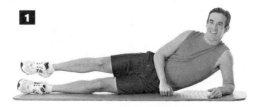

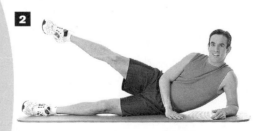

La proteína de los productos lácteos, llamada caseína, es un alérgeno que puede provocar asma y problemas de los senos nasales. Puedo dar fe de ello. En cuanto eliminé la mayoría de los productos lácteos de mi alimentación, mis dolores de cabeza y asma desaparecieron.

Si te encanta tomar tus cereales con leche y comer sándwiches (emparedados) con queso, prueba los alimentos hechos a base de soya. Todos los productos lácteos cuentan con un sustituto derivado de la soya. Hay versiones de leche, queso, crema agria, mantequilla, yogur e incluso helado hecho con soya. No todos saben exactamente igual que los auténticos: la verdad es que a menudo saben mejor. E indudablemente son mejores para tu salud. Prueba diferentes marcas hasta que encuentres las que te gusten.

El Diario de Hoy

_____

_____

_____

_____

_____

_____

_____

_____

_____

_____

_____

_____

Semana Nº2
Día Nº14

"El secreto del éxito consiste en aprender a usar el sufrimiento y el placer, en lugar de permitir que éstos le utilicen a uno. Si lo hace así, ejercerá el control sobre su propia vida. Si no, la vida le controlará a usted".

—Anthony Robbins,
autor de *Despertando al gigante interior*

Utiliza el poder de la luz

¿Cómo te sientes cuando estás a oscuras? La mayoría de las personas se vuelven más lentas y se cansan más. Se trata de un hecho biológico: durante miles de años, la humanidad se ha ido a dormir al caer la oscuridad y se ha despertado al volver la luz.

Puedes aprovechar la luz en beneficio tuyo para mantenerte centrado y motivado a lo largo del día. Comienza a utilizar el poder de la luz en cuanto te levantes, para que te sientas lo mejor posible durante tus ejercicios de 8 Minutos por la Mañana. Según el Dr. Bob Arnot, autor de un libro sobre la forma en que los hechos biológicos afectan nuestra vida, añadir más luz al día mejora radicalmente el estado anímico y mental.

Repasa la lista que aparece en la cajita de abajo y comienza a incorporar todas las sugerencias que puedas a tu entorno tanto en casa como en el trabajo. Te garantizo que te sentirás más despejado y motivado a lo largo del día. Así podrás seguir con todo lo que estás haciendo para adelgazar.

Hoy es tu día libre, así que tómate un poco de tiempo para ti mismo. Sal a caminar rápidamente, respira aire fresco y motívate para la siguiente semana.

Ideas brillantes

- Cambia toda la iluminación de tu casa a bombillos (focos) de 100 vatios.

- Sal unos minutos todos los días.

- Acomoda las cosas en tu casa para aprovechar las ventanas abiertas

- Deja las persianas arriba por la noche, para que la luz del Sol te despierte de manera natural por la mañana.

NOTA: Si deseas saber más acerca de la terapia por luz, entra a los sitios www.sunboxco.com (1-800-548-3968) y www.sltbr.org.

8minutos hacia el éxito
¡Tony bajó 20 libras (8.9 kg)!

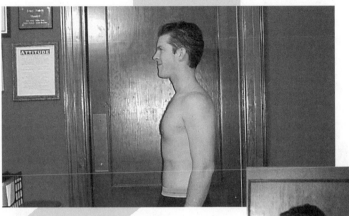

"Me resultaba difícil equilibrar mi alimentación y mi rutina de ejercicios porque mi agenda es sumamente apretada. Tenía que encontrar algo que fuera fácil y no me tomara mucho tiempo. Lo hallé con el programa de Jorge, 8 Minutos por la Mañana. Hacer los ejercicios y comer bien me encaminaron hacia una salud mejor. También me dio el modo de pensar indicado para lograr los pequeños éxitos con los que la gente dedicada a ventas se encuentra a diario".

—Tony Natoli
Vendedor

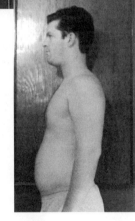

ANTES

Si te gusta el chocolate, te alegrará saber que tu cuerpo asimila la manteca de cacao de la misma forma que el aceite de oliva. El chocolate no eleva el colesterol en la sangre e incluso puede mejorar el nivel de colesterol sanguíneo. Pero el chocolate con leche (*milk chocolate*) contiene crema de leche. A diferencia de otros tipos de chocolate, el chocolate con crema de leche puede elevar los niveles de colesterol sanguíneo. También contiene muy poco cacao en comparación con el chocolate negro más amargo. Los chocolates más baratos a menudo sustituyen la manteca de cacao por grasas perjudiciales, como el aceite de palma o incluso aceites parcialmente hidrogenados. Por lo tanto, si quieres comer chocolate compra chocolate negro hecho con manteca de cacao y sin rellenos.

IMPORTANTE: Actualización de la segunda semana

Llegó el momento de revisar tu progreso y de anotar los avances de la segunda semana. Así te mantendrás centrado y responsable. Toma un bolígrafo y responde a las siguientes preguntas.

1. ¿Cuál es tu peso actual? Pésate y anota también tu peso inicial. _____

_____

2. ¿Qué cosas hiciste bien esta semana? ¿De qué te sientes orgulloso? _____

_____

3. ¿En qué podrías mejorar? _____

_____

4. ¿Cuál será tu estrategia para la tercera semana?_____

_____

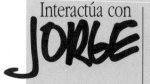
Interactúa con JORGE

Si deseas que nuestra relación sea más interactiva, envía un mensaje por correo electrónico con las respuestas de la actualización de esta semana a semanados@jorgecruise.com. Recibirás un mensaje especial con consejos adicionales acerca de cómo lograr que la tercera semana sea aún más divertida y eficaz.

Semana Nº 3
Día Nº 15

"Persigue tu felicidad".

—Joseph Campbell,
autor de *El poder del mito*

El poder de la música

Piensa en una película que realmente te encante. Al igual que todas, sin duda tendrá una banda sonora que la mejora espectacularmente. Sin música, una película no transmitiría la emoción y energía tan poderosas que nos fascinan a todos. Lo mismo sucede cuando se trata de conseguir un cuerpo delgado. La música mejora los ejercicios por el simple hecho de que los humanos somos seres rítmicos; de manera natural ansiamos seguir un ritmo. El corazón tiene su propio ritmo; el patrón respiratorio, el suyo. En cuanto comienza a sonar un ritmo, dan ganas de moverse.

La música es mágica y hará que tus ejercicios de 8 Minutos por la Mañana sean mucho más agradables. Te lo garantizo. El secreto de utilizar música es que debe tener un ritmo percusivo continuo, de modo que desees moverte de forma natural. La música latina es mi preferida; un ritmo percusivo es la esencia de muchos tipos de música latina. Así que sal y compra música nueva. Puede ser latina, pero lo más importante es que te encante.

Música para moverse

Todas las canciones enumeradas abajo las encontrarás en un CD que yo mismo creé, *Cruise Down. . . to a leaner you!*. Se trata de éxitos musicales de los años 70, 80 y 90 así como actuales, grabados a una velocidad de 126 *beats* por minuto, que es la velocidad perfecta para complementar tu rutina diaria de ejercicios del programa 8 Minutos por la Mañana. Asimismo es excelente para acompañar caminatas bajo techo y al aire libre, así como para cualquier rutina de ejercicios que se beneficiaría de una inyección de mucha energía. Escucha algunos pedacitos de las canciones de manera gratuita en www.jorgecruise.com/music.

1. Miami Sound Machine—"Oye"
2. Michael Jackson—"Wanna Be Startin' Somethin'"
3. Janet Jackson—"All For You"
4. Destiny's Child—"Independent Women"
5. Frankie Goes to Hollywood—"Relax"
6. The Gipsy Kings—"Bamboleo"
7. Merenbooty Girls—"Bien Pegaito"
8. Cheryl Lynn—"Got to Be Real"
9. Foxy—"Get Off"

Para obtener más ideas interesantes, visita www.jorgecruise.com/music.

Antes de empezar haz un calentamiento rápido. Luego realiza una serie de 12 repeticiones del ejercicio A y sigue inmediatamente con 12 repeticiones del ejercicio B. Repite el ciclo hasta haber completado un total de 4 series de cada ejercicio. Velas marcando en tu diario a medida que las realices. Por último haz los tres estiramientos de enfriamiento.

Diario de ejercicios

Ejercicio	lb/kg	Serie Nº 1 (✓)	Serie Nº 2 (✓)	Serie Nº 3 (✓)	Serie Nº 4 (✓)
A					
B					

EJERCICIO A: PECHO

Vuelos (cristos) de mancuernas

Acuéstate boca arriba sobre un tapete, con las rodillas dobladas y las plantas de los pies apoyadas en el piso. Con una mancuerna en cada mano, extiende los brazos sobre el piso separándolos del cuerpo, con las palmas hacia arriba. Exhala al levantar lentamente los brazos de modo que las mancuernas casi se toquen arriba de tu pecho. Debes tener las palmas vueltas la una hacia la otra y los codos ligeramente doblados. Mantén esta posición durante 1 segundo e inhala al bajar los brazos lentamente otra vez al punto de partida.

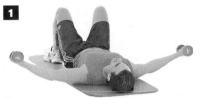
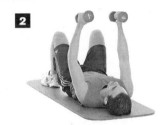

EJERCICIO B: ESPALDA

Remo inclinado

Párate con los pies separados a la misma distancia que el ancho de tus hombros. Sujeta una mancuerna con cada mano e inclínate, sacando las asentaderas y doblando las rodillas. Extiende los brazos de manera que tus manos queden directamente debajo de tus hombros. Manteniendo la espalda recta, exhala al llevar los codos hacia atrás, empujando las mancuernas hacia tu pecho. Mantén esta posición durante 1 segundo e inhala al bajar las mancuernas nuevamente hasta el punto de partida.

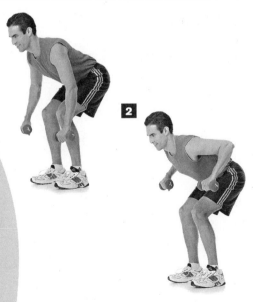

¿El resto de tu familia desprecia tus esfuerzos por agregar más verduras a las comidas? Pues disfrázalas. Así es: un poco de creatividad basta para que todos coman más verduras sin que se den cuenta.

El secreto para camuflar las verduras en las comidas familiares radica en picarlas en trozos muy pequeños y mezclarlas con platillos que normalmente no las contienen. Por ejemplo, puedes incorporar cebollas, pimientos, zanahorias y repollo (col) picados al pan de carne (*meat loaf*) o hacer puré algunas verduras y agregarlas a una salsa para pasta. También puedes agregar trocitos de verduras a tu próxima cacerola (guiso). Las posibilidades son infinitas.

El Diario de Hoy

_____

_____

_____

_____

_____

_____

_____

_____

_____

_____

_____

_____

Semana Nº3
Día Nº16

"Nunca se logró nada grande sin entusiasmo".

—Ralph Waldo Emerson,
filósofo y poeta estadounidense

Respira para revitalizarte

¿Qué harías si pudieras utilizar la respiración como una poderosa herramienta para aumentar tu energía y motivación? De hecho la respiración es la clave para incrementar la energía y concentración, porque es la única manera en que se puede aportar oxígeno al cuerpo. Sin una cantidad suficiente de oxígeno uno se siente aletargado, fatigado y deprimido. Por el contrario, un mayor nivel de oxígeno no sólo aumenta la energía sino también mejora espectacularmente el estado de ánimo. Simplemente se siente uno mejor.

El secreto para que la respiración sea más eficaz está en aprender a "respirar con el abdomen". En la India la gente lleva cientos de años haciéndolo. La respiración abdominal representa la base más importante del yoga y es fácil de aprender. Te encantará cómo te hará sentir.

La clave para respirar con el abdomen radica en utilizar el diafragma, un músculo con forma de cúpula ubicado debajo de los pulmones. Cuando se empuja hacia fuera (sacando la barriga) abre los pulmones, introduciendo oxígeno. Y cuando se empuja hacia dentro contrayendo la panza, saca eficazmente de los pulmones el aire usado.

Intenta respirar de este modo durante todo el día de hoy, sobre todo cuando te sientas fatigado y aletargado.

Respira con tu pancita para ponerte las pilas

1. Párate derecho con los hombros hacia atrás y sacando el pecho.
2. Inhala por la nariz hasta la cuenta de 4 (asegúrate de sacar la barriga) y aguanta la respiración durante 2 segundos.
3. Exhala por la boca hasta la cuenta de 5 (asegúrate de contraer la barriga y meterla).
4. Repite hasta un total de 10 respiraciones profundas. Realiza este ejercicio siempre que te sientas agotado, sobre todo cuando creas estar demasiado fatigado para tus sesiones de ejercicio.

Antes de empezar haz un calentamiento rápido. Luego realiza una serie de 12 repeticiones del ejercicio A y sigue inmediatamente con 12 repeticiones del ejercicio B. Repite el ciclo hasta haber completado un total de 4 series de cada ejercicio. Velas marcando en tu diario a medida que las realices. Por último haz los tres estiramientos de enfriamiento.

Diario de ejercicios

Ejercicio	lb/kg	Serie Nº 1 (✓)	Serie Nº 2 (✓)	Serie Nº 3 (✓)	Serie Nº 4 (✓)
A					
B					

EJERCICIO A: HOMBROS

Levantamiento lateral de brazos

Siéntate en una silla resistente y sujeta una mancuerna con cada mano. Puedes apoyarte en una almohada sobre las rodillas. Inclínate al frente, asegurándote de mantener la espalda recta. Debes tener los brazos ligeramente doblados a ambos lados de tu cuerpo. Exhala al levantar las mancuernas lentamente hacia los lados, manteniendo los codos ligeramente doblados. Sostén esta posición durante 1 segundo e inhala al regresar lentamente hasta el punto de partida.

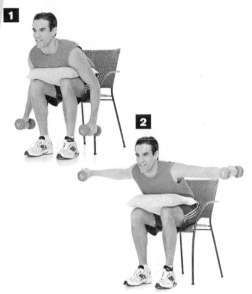

EJERCICIO B: ABDOMINALES

Contracción abdominal

Acuéstate boca arriba en un tapete, con las rodillas dobladas y los pies apoyados en el piso. Cierra una mano y coloca el puño entre la barbilla y la clavícula. Sujeta la muñeca de ese mismo brazo con la otra mano, lo cual te ayudará a mantener quieta la cabeza y a disminuir la tensión en tu cuello. Sin mover la parte inferior del cuerpo, exhala al levantar lentamente el torso hasta separar los omóplatos del suelo. Mantén esta posición durante 1 segundo e inhala al bajar lentamente otra vez hasta el punto de partida.

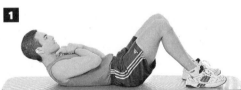

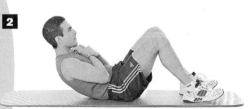

Tal como lo mencioné antes, la grasa saturada es una de las peores grasas que se pueden consumir. Una forma de reducir el consumo de grasa saturada es cambiando la carne de res por pollo o pavo (chompipe), que contiene de un 33 a un 80 por ciento menos de grasa. Además, la carne de ave contiene una menor proporción de grasa saturada que la de res.

Sin embargo, con eso no se acaban los beneficios. La mayor parte de la grasa del pollo y del pavo se encuentra en el pellejo y justamente debajo de éste. Al comer el pollo con todo y pellejo se duplica la cantidad de grasa. Afortunadamente el pollo y el pavo siguen siendo alimentos altos en proteínas de calidad, vitaminas del complejo B, hierro y cinc incluso sin el pellejo.

El Diario de Hoy

_____

_____

_____

_____

_____

_____

_____

_____

_____

_____

_____

Semana Nº3
Día Nº17

"El fracaso tiene mil excusas, el éxito no requiere explicación".

—**Miguel Angel Cornejo,**
autor de *El ser excelente*

Termina y triunfa

Renacer físicamente hace que uno se sienta completamente realizado. Lo sé porque superé una difícil crisis de salud, al igual que varios de mis familiares. Además, no hay nada en la vida tan increíble como terminar algo en lo que has puesto el corazón. Se requiere de concentración y dedicación, pero realmente no hay nada tan gratificante como cambiar el cuerpo y la vida. Por el contrario, comenzar un proyecto tan importante como ponerse en forma y no llevarlo a buen término se convierte en una carga y agota.

Por lo tanto, te aconsejo que continúes sin vacilar y termines este proyecto que has comenzado. Definitivamente vale la pena. Para aumentar tus probabilidades de éxito, anota tres proyectos difíciles que hayas acabado. Algunos ejemplos serían graduarte de la secundaria (preparatoria) o la universidad, conseguir tu primer trabajo, casarte o comprar tu primera casa. Alégrate porque *eres de los que terminan las cosas*. Tú *sí* conseguirás el cuerpo de tus sueños.

Luego apunta las tres peores cosas que te sucederán si no terminas el programa ni adelgazas. Piensa en cómo serían las cosas dentro de 5 años y luego de 10 años. ¿Qué tan difícil sería tu vida? Utiliza esta insatisfacción para empujarte hasta la meta.

3 proyectos que terminé con éxito

1. _____
2. _____
3. _____

Las 3 peores cosas que sucederán si no adelgazo

1. _____
2. _____
3. _____

Antes de empezar haz un calentamiento rápido. Luego realiza una serie de 12 repeticiones del ejercicio A y sigue inmediatamente con 12 repeticiones del ejercicio B. Repite el ciclo hasta haber completado un total de 4 series de cada ejercicio. Velas marcando en tu diario a medida que las realices. Por último haz los tres estiramientos de enfriamiento.

Diario de ejercicios

Ejercicio	lb/kg	Serie Nº 1 (✓)	Serie Nº 2 (✓)	Serie Nº 3 (✓)	Serie Nº 4 (✓)
A					
B					

EJERCICIO A: TRÍCEPS
Extensión del tríceps (de pie)

Párate con los pies separados a la misma distancia que el ancho de tus hombros, las rodillas dobladas y una mancuerna en cada mano. Inclínate ligeramente al frente, con la espalda recta y los músculos abdominales tensos. Dobla los brazos en un ángulo de 90 grados. Exhala al estirar lentamente los brazos y levantar las mancuernas hasta un poco arriba de las asentaderas, manteniendo los codos ligeramente doblados. Sostén esta posición durante 1 segundo e inhala al regresar lentamente hasta el punto de partida.

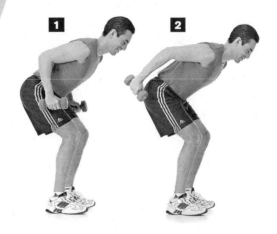

EJERCICIO B: BÍCEPS
Curl de un solo brazo

Siéntate en una silla resistente y sujeta una mancuerna con la mano izquierda. Inclínate al frente y extiende el brazo izquierdo entre las piernas, apoyando el codo en la parte interior del muslo izquierdo. Exhala al levantar la mancuerna, acercando la palma de la mano al bíceps. Cuando tu brazo haya pasado un poco de 90 grados, mantén la posición durante 1 segundo y luego inhala al bajar la mancuerna hasta el punto de partida. Haz 12 repeticiones con el mismo brazo y luego cambia al otro.

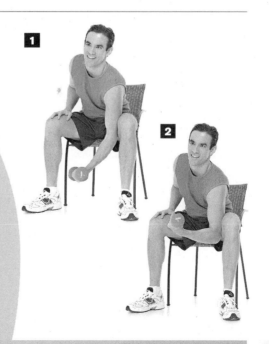

Muchas personas obtienen un gran número de calorías innecesarias de una costumbre que llamo comer mecánicamente. Esto se da cada vez que se come al hacer otra cosa como manejar, ver la televisión o navegar por Internet. Ya que se tiene la atención puesta en otra cosa, en realidad no se percibe el sabor de la comida y ni siquiera se da uno cuenta de que ha comido. Por lo tanto se tiende a comer mucho más de lo que se comería normalmente.

Si quieres masticar algo al mismo tiempo que haces otra cosa, sugiero que optes por un chicle (goma de mascar) sin azúcar. Las investigaciones demuestran que el chicle incluso quema unas cuantas calorías al día. Sin embargo, lo mejor es que mantiene la boca ocupada. También puedes tomar mucha agua o comer meriendas (refrigerios, tentempiés) bajas en calorías, como ramitas de apio o rodajas de pepino.

El Diario de Hoy

_____

_____

_____

_____

_____

_____

_____

_____

_____

_____

_____

_____

Semana Nº3
Día Nº18

"Nunca es tarde para ser lo que
hubieras podido ser".

—George Eliot,
novelista inglesa

Piensa de manera positiva

El proceso de entrenar a más de 3 millones de personas a través de Internet me ha permitido descubrir los trucos más eficaces para seguir motivado y bien encaminado a la larga. Todo se basa en saber centrar tu pensamiento. Tu pensamiento determina lo que ves y oyes, lo cual afecta la forma en que te sientes. Y la forma en que te sientes determina tu comportamiento.

La Pregunta Principal

Entre más te plantees esta pregunta, más motivación tendrás. Utilízala todas las mañanas y a lo largo del día. ¡Te garantizo que te dará la poderosa ventaja de permanecer motivado a largo plazo!

La Pregunta Principal: *¿QUE TAN MARAVILLOSA SERA MI VIDA CUANDO ESTE EN FORMA?*

La Charla al Despertar de esta mañana te enseñará la técnica más poderosa que existe para cambiar tu pensamiento de manera inmediata de negativo a positivo. Por medio de esta técnica comenzarás a cambiar instantáneamente la forma en que te sientes. Se trata de lo que llamo la Pregunta Principal. (Recuerda el poder de las Preguntas Motivadas por Resultados del día número 5 de la primera semana). Necesitas formularte la Pregunta Principal una y otra vez, casi como si fuera un mantra. Dila en voz alta o para tus adentros para centrar tu mente en el éxito. Esta Pregunta Principal es sencilla y de inmediato centrará tu atención y pensamiento en lo que ganarás. Entre más la uses, más fuerte será tu motivación. Y recuerda: esfuérzate y te será concedido.

Antes de empezar haz un calentamiento rápido. Luego realiza una serie de 12 repeticiones del ejercicio A y sigue inmediatamente con 12 repeticiones del ejercicio B. Repite el ciclo hasta haber completado un total de 4 series de cada ejercicio. Velas marcando en tu diario a medida que las realices. Por último haz los tres estiramientos de enfriamiento.

Diario de ejercicios

Ejercicio	lb/kg	Serie Nº 1 (✓)	Serie Nº 2 (✓)	Serie Nº 3 (✓)	Serie Nº 4 (✓)
A					
B					

EJERCICIO A: PARTE POSTERIOR DEL MUSLO

Curl de una sola pierna

Ponte a gatas sobre un tapete con las rodillas separadas a la misma distancia que el ancho de tus caderas, las manos ligeramente más separadas que los hombros y los dedos apuntados hacia delante. Con la cabeza levantada, alza la pierna izquierda, manteniéndola extendida. Una vez que tu pie esté a la misma altura que tus asentaderas, exhala y levanta el pie lentamente hasta formar un ángulo de 90 grados con respecto a las asentaderas. Mantén esta posición durante 1 segundo e inhala al bajar el pie hasta el punto de partida. Haz 12 repeticiones con la pierna izquierda y luego cambia a la derecha.

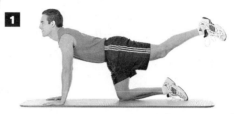

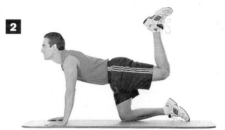

EJERCICIO B: CUÁDRICEPS

Levantamiento de pierna (de pie)

Párate con los pies separados a la misma distancia que el ancho de tus hombros y los brazos extendidos a ambos lados del cuerpo. Apoya el peso de tu cuerpo sobre la pierna derecha y levanta el pie izquierdo hasta formar un ángulo de 90 grados en la rodilla. (Si pierdes el equilibrio, apóyate en una silla resistente). Exhala al extender el pie izquierdo lentamente hacia delante. Mantén esta posición durante 1 segundo e inhala al bajar el pie al punto de partida. Haz 12 repeticiones con la pierna izquierda y luego cambia a la derecha.

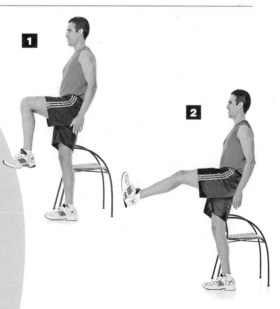

El atún, el pollo, el camarón y el cangrejo (jaiba) son unos ejemplos sabrosísimos y bajos en grasas saturadas de proteínas de calidad. Pero a veces las maneras de prepararlos pueden destruir su reputación de saludables casi por completo. Las ensaladas de atún, pollo y mariscos, por ejemplo, suelen prepararse con grandes cantidades de mayonesa, uno de los peores condimentos por su alto contenido de colesterol y grasa saturada.

Si te encantan los sándwiches (emparedados) de ensalada de atún y pollo existe otra opción. Mezcla la carne con mayonesa de soya, que encontrarás en las tiendas de productos naturales así como en algunas de comestibles. No contiene nada de grasa saturada, como la mayonesa normal, pero sí brinda todos los saludables beneficios de la soya.

El Diario de Hoy

_____

_____

_____

_____

_____

_____

_____

_____

_____

_____

_____

_____

Semana Nº3
Día Nº19

"Si lo puedes soñar, lo puedes lograr".

—Walt Disney,
cineasta y productor de dibujos animados
estadounidense

Siéntete de maravilla con la serotonina

Hoy quiero compartir contigo un truco sencillo que te ayudará a mejorar tu estado de ánimo al activar tu motivación de manera instantánea. La clave consiste en cambiar tu química cerebral aumentando de forma natural los niveles de un neurotransmisor especial llamado serotonina. De acuerdo con las investigaciones llevadas a cabo en la Universidad de California en Los Ángeles, cuando tenemos un nivel más elevado de serotonina en el cerebro nos sentimos mejor, mientras que un nivel más bajo nos hace sentirnos deprimidos y dispersos.

La clave para incrementar el nivel de serotonina al máximo no se encuentra en la farmacia, el *Prozac* ni el corazoncillo (hipérico, yerbaniz, *St. John's Wort*), sino en una sonrisa.

Parece mentira, pero las investigaciones indican que literalmente es posible aumentar la cantidad de serotonina en el cerebro al cambiar de expresión facial. Por ejemplo, sonreír modifica el flujo de sangre hacia el cerebro y proporciona un medio interno ideal para producir serotonina. Así que si quieres sentirte mejor al instante, lo único que debes hacer es sonreír.

Encontrar una razón para sonreír

Enumera de 5 a 10 cosas que te hagan sonreír, desde un recuerdo reconfortante hasta un chiste divertido o la sensación del sol sobre tu rostro. Lee tu lista siempre que necesites ayuda para sonreír.

¿De qué forma una simple sonrisa ha cambiado tu vida?

1. _____
2. _____
3. _____
4. _____
5. _____

6. _____
7. _____
8. _____
9. _____
10. _____

Antes de empezar haz un calentamiento rápido. Luego realiza una serie de 12 repeticiones del ejercicio A y sigue inmediatamente con 12 repeticiones del ejercicio B. Repite el ciclo hasta haber completado un total de 4 series de cada ejercicio. Velas marcando en tu diario a medida que las realices. Por último haz los tres estiramientos de enfriamiento.

Diario de ejercicios

Ejercicio	lb/kg	Serie Nº 1 (✓)	Serie Nº 2 (✓)	Serie Nº 3 (✓)	Serie Nº 4 (✓)
A					
B					

EJERCICIO A: PANTORRILLAS
Puntas (de pie)

Párate con los pies separados a la misma distancia que el ancho de tus hombros. Sujeta una mancuerna con cada mano y deja colgar los brazos a ambos lados de tu cuerpo sin extenderlos completamente. Saca el pecho, lleva los omóplatos hacia atrás y abajo y tensa los músculos abdominales. Exhala al separar los talones lentamente del piso, poniéndote de puntillas. Mantén esta posición durante 1 segundo e inhala al bajar lentamente otra vez hasta el punto de partida.

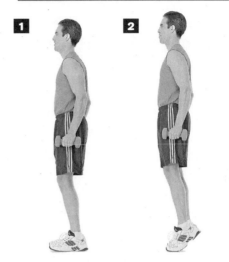

EJERCICIO B: GLÚTEOS
Levantamiento de la pierna extendida

Ponte a gatas sobre un tapete con las rodillas separadas a la misma distancia que el ancho de tus caderas, las manos ligeramente más separadas que los hombros y los dedos apuntados hacia delante. Con la cabeza levantada, alza la pierna izquierda y endereza la rodilla hasta que la pierna quede paralela al piso. Exhala al subir la pierna lentamente lo más alto que puedas. Concéntrate en realizar el movimiento completamente desde la cadera. Si sientes demasiada tensión en la espalda, baja la cabeza y mira el tapete. Mantén esta posición durante 1 segundo y luego inhala al regresar lentamente hasta el punto de partida. Haz 12 repeticiones con la pierna izquierda y luego cambia a la derecha.

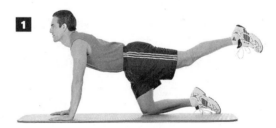

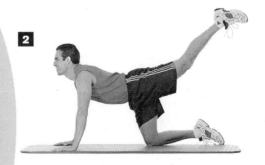

Recuerdo la época en que la manía de los *bagels* alcanzó su máximo apogeo. Me encontraba con lugares especializados en café y *bagels* por todas partes. La gente parecía no hartarse nunca de estas delicias. Sin embargo, lo que realmente me sorprende es la reputación de ser alimentos saludables que erróneamente se ganaron.

Aunque los *bagels* son bajos en grasa, no lo son necesariamente en calorías. El *bagel* típico contiene la enorme cantidad de 400 calorías y corresponde a 4 cajitas de Carbohidratos complejos de tus Tarjetitas Alimenticias. Lo que es peor, muchos de los aderezos que se les agregan, como queso crema o mantequilla, tienen un montón de la poco saludable grasa saturada.

Esto no significa que debas olvidarte de los *bagels* totalmente. Sin embargo, te recomiendo que te limites a medio *bagel* de tamaño mediano, cantidad que asciende a sólo 1 cajita de Carbohidratos complejos en tus Tarjetitas Alimenticias.

El Diario de Hoy

_____

_____

_____

_____

_____

_____

_____

_____

_____

_____

_____

_____

Semana Nº3
Día Nº20

"Sigo triunfando porque sigo con la misma ilusión, como si hubiera empezado ayer... siempre tratando de hacer cosas nuevas".

—Chayanne,
cantante y actor puertorriqueño

Busca metáforas adelgazadoras

Las palabras y las frases afectan de manera poderosa e instantánea el modo en que uno se siente con respecto a las cosas. Quizá aún recuerdes de la clase de Lengua y Literatura que una metáfora es un modo de describir el significado de algo de forma indirecta. Por ejemplo, "me siento en las nubes", "estoy entre la espada y la pared" y "estoy al borde del precipicio". Cada vez que se explica un concepto relacionándolo con otra cosa se está utilizando una metáfora.

En eso está la clave: al utilizar una metáfora también se aceptan las reglas y nociones preconcebidas que la acompañan. Dicho de otra forma, las metáforas que se utilizan afectan de manera directa cómo se siente uno. Si se utiliza una que infunde valor y ánimo, uno se sentirá valiente y con ánimos. Por ejemplo, en lugar de hablar del ejercicio como de una obligación pesada o de un trabajo, piensa en él como un regalo o un juego. Yo ya inventé seis metáforas adelgazadoras que me mantienen (¡y te mantendrán!) motivado para bajar de peso.

Mis metáforas adelgazadoras

Utiliza estas metáforas adelgazadoras para permanecer motivado. Si se te ocurren otras, envíame las mejores por correo electrónico a metaforas@jorgecruise.com.

Mi cuerpo es el instrumento más valioso que tendré jamás.

La comida es combustible.

El ejercicio es un regalo.

La vida es un juego.

Mi cuerpo es el templo de mi alma.

La comida es mi medicina.

Antes de empezar haz un calentamiento rápido. Luego realiza una serie de 12 repeticiones del ejercicio A y sigue inmediatamente con 12 repeticiones del ejercicio B. Repite el ciclo hasta haber completado un total de 4 series de cada ejercicio. Velas marcando en tu diario a medida que las realices. Por último haz los tres estiramientos de enfriamiento.

Diario de ejercicios

Ejercicio	lb/kg	Serie Nº 1 (✓)	Serie Nº 2 (✓)	Serie Nº 3 (✓)	Serie Nº 4 (✓)
A					
B					

EJERCICIO A: PARTE INTERIOR DEL MUSLO

Plié

Párate con los pies un poco más abiertos que el ancho de tus hombros. Apunta los dedos de los pies hacia fuera y los talones hacia dentro. Sujeta una mancuerna con ambas manos delante del abdomen a la altura de la cintura, con los codos doblados. Exhala al flexionar las piernas para hacer una sentadilla (cuclilla), deteniéndote cuando tus rodillas formen un ángulo de casi 90 grados. Si tus rodillas se extienden más allá de los dedos de tus pies, debes separar más los pies. Mantén esta posición durante 1 segundo e inhala al elevarte lentamente otra vez hasta el punto de partida.

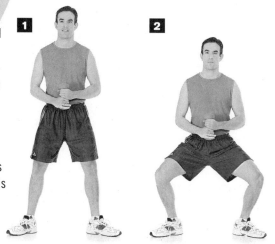

EJERCICIO B: PARTE EXTERIOR DEL MUSLO

Animador (porrista)

Párate con los pies separados a la misma distancia que el ancho de tus hombros y los brazos cruzados sobre el pecho. Exhala al levantar la pierna derecha hacia el lado; extiende los brazos para equilibrarte. Mantén esta posición durante 1 segundo e inhala al bajar la pierna lentamente a la posición inicial. Haz 12 repeticiones con la pierna derecha y luego cambia a la izquierda.

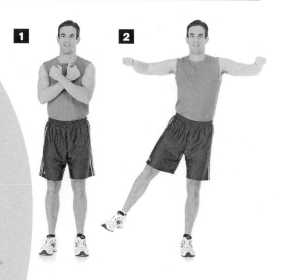

Es difícil medir tus porciones cuando comes fuera de casa. Los restaurantes suelen servir unas cantidades enormes que fácilmente llegan a sumar 1,000 calorías o más. Y todo se ve y sabe tan rico que cuesta mucho trabajo no acabarse hasta el último trozo de comida en el plato, aunque den ganas hasta de quitarse el cinturón porque la panza ya no cabe.

Si estás con una amiga o un amigo, pídele que te recuerde comer despacio y saborear la comida. Es un truco sencillo, pero automáticamente comerás menos porque estarás poniendo atención a lo que te llevas a la boca. Además, en cuanto llegue la comida podrás cortar tus porciones a la mitad y pedir que te pongan la comida restante en un envase para llevar antes de sentir la tentación de comértela.

Consulta otros buenos *tips* en "Consejos para comer bien en los restaurantes" en la página 76.

El Diario de Hoy

_____

_____

_____

_____

_____

_____

_____

_____

_____

_____

_____

_____

_____

Semana Nº3
Día Nº21

"Trata de llegar a la luna. Aunque no lo logres, terminarás entre las estrellas".

—Les Brown,
autor de libros de motivación

Dime con quién andas y te diré quién eres

Uno de los secretos más importantes que afectan de manera directa la salud, la buena forma física y la vida en general se esconde en el dicho "Dime con quién andas y te diré quién eres". Quizá sea la lección más valiosa que he aprendido.

Es por eso que cuando la gente me pregunta si debe inscribirse en un gimnasio les contesto que no es necesario, pero lo que *sí* es fundamental es crearse algún tipo de equipo de apoyo. Puede ser un gimnasio, un grupo de charla en Internet sobre la pérdida de peso (como el de www.jorgecruise.com), un centro de ocio y entretenimiento o un centro deportivo (como una *YWCA*, que son las siglas en inglés de la *Young Women's Christian Association*, una cadena de gimnasios públicos de los Estados Unidos), así como una clase de cocina saludable. La clave consiste en buscar a gente que viva la vida al máximo, sobre todo en lo referente a la buena forma física y la salud. Debes rodearte de personas de ideas afines interesadas en mejorar su forma física. ¡Es algo fundamental y te ayudará a cambiar tu vida!

Hoy es tu día libre, así que tómate un poco de tiempo para ti. Sal a caminar rápidamente, respira aire fresco y motívate para la siguiente semana.

Mis equipos de apoyo

Con frecuencia no logramos aprovechar nuestras capacidades al máximo por movernos en un ambiente que nunca nos alienta a sacar lo mejor que llevamos dentro. Apunta los nombres de las personas que te apoyan, te animan y te ayudan a sacar lo mejor de ti. Luego busca un tiempo para visitarlas de manera regular. También anota los nuevos lugares y ambientes donde piensas que podrías conocer a gente que te apoye más.

Nuevos lugares/ambientes donde podría encontrar apoyo:

_____
_____
_____

La gente que ya me apoya:

_____
_____
_____

8 minutos hacia el éxito

¡Jill bajó 15 libras (6.8 kg)!

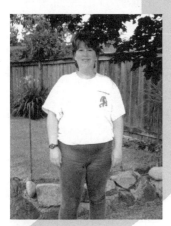

ANTES

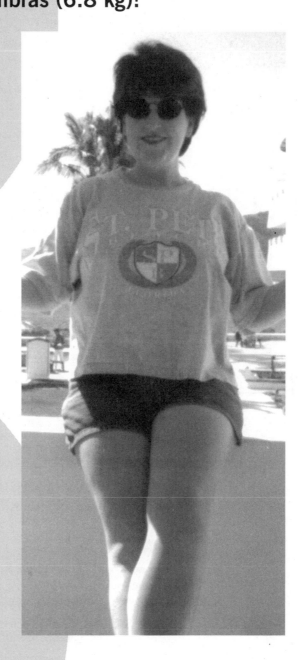

"Cuando empecé con el programa 8 Minutos por la Mañana pesaba 150 libras (67 kg) y me sentía fuera de forma y fatigada. Había probado todas las dietas habidas y por haber sin que me dieran resultado. Sin embargo, con 8 Minutos por la Mañana perdí 2 libras (casi 1 kg) en promedio por semana. A medida que pasaba el tiempo sentí que mi postura mejoraba. Pronto noté que me paraba más derecha y que caminaba con más energía. Me siento bárbara y espero con gusto el momento de hacer mis ejercicios todas las mañanas; me ayudan a empezar bien el día".

—Jill Leonard
Representante de servicios telefónicos

En Internet encontrarás un verdadero tesoro en cuanto a información que te ayudará a alcanzar tus metas. Literalmente existen cientos de sitios útiles sobre temas de alimentación y nutrición, pero te sugiero que visites estos tres, que son muy populares.

www.cristinaonline.com. ¡Ahí se encuentra el maravilloso "Club de la Salud" que quiero que todos ustedes visiten! Sólo tienes que hacer *click* en el logo del "Club de la Salud".

www.univision.com. ¡Una fuente fabulosa de noticias relacionadas con la salud! Sólo escribe la UniClave "Salud" y estarás listo para enterarte de todo.

www.aola.com. La versión en español del mundialmente famoso servicio America OnLine o AOL. Para entrar sólo tienes que escribir la clave "Salud".

IMPORTANTE: Actualización de la tercera semana

Llegó el momento de controlar tu progreso y anotar los avances de la tercera semana. Así te mantendrás centrado y responsable. Toma un bolígrafo y responde a las siguientes preguntas.

1. ¿Cuál es tu peso actual? Pésate y anota también tu peso inicial._____

_____

2. ¿Qué cosas hiciste bien esta semana? ¿De qué te sientes orgulloso? _____

_____

3. ¿En qué podrías mejorar? _____

_____

4. ¿Cuál será tu estrategia para la cuarta semana? _____

_____

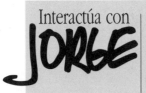

Interactúa con JORGE

Si deseas que nuestra relación sea más interactiva, envía un mensaje por correo electrónico con las respuestas de la actualización de esta semana a semanatres@jorgecruise.com. Recibirás un mensaje especial con consejos adicionales acerca de cómo lograr que la cuarta semana sea aún más divertida y eficaz.

Semana Nº4
Día Nº22

"Siempre dicen que el tiempo cambia las cosas, pero la verdad es que tienes que cambiarlas tú".

—Andy Warhol,
artista estadounidense

Responsabilízate de nuevo para lograr el éxito

El final de tu Reto de 28 días está a la vista. . . ¡sólo te faltan 7 días! Hoy reforzarás tu conexión emocional con lo que has estado haciendo —ejercicio y comer bien— y con lo que harás cuando termine tu Reto.

Responsabilizarte de nuevo resulta fundamental para tu éxito de hoy . . . y de siempre. Si no estás totalmente conectado y consciente de lo que ganarás, perderás tu motivación. Es así de sencillo. Por otra parte, recordarte a ti mismo tus fuertes Motivos Pasionales te ayudará a seguir adelante porque *querrás hacerlo*, no porque tengas que hacerlo.

Hoy da otro paso adelante y vuelve a leer lo que escribiste el tercer día de la primera semana (véase la página 98). Luego quiero que pienses en otros siete beneficios excepcionales que den lugar a más Motivos Pasionales para continuar con el programa 8 Minutos por la Mañana.

---

7 beneficios excepcionales que obtendré

1. _____

2. _____

_____

_____

_____

_____

Antes de empezar haz un calentamiento rápido. Luego realiza una serie de 12 repeticiones del ejercicio A y sigue inmediatamente con 12 repeticiones del ejercicio B. Repite el ciclo hasta haber completado un total de 4 series de cada ejercicio. Velas marcando en tu diario a medida que las realices. Por último haz los tres estiramientos de enfriamiento.

Diario de ejercicios

Ejercicio	lb/kg	Serie Nº 1 (✓)	Serie Nº 2 (✓)	Serie Nº 3 (✓)	Serie Nº 4 (✓)
A					
B					

EJERCICIO A: PECHO
Plancha (lagartija)

Apóyate con los brazos extendidos, pero los codos ligeramente doblados, sobre un tapete en el piso. Debes tener las manos un poco más separadas que el ancho de tus hombros, con los dedos apuntados hacia delante y las puntas de los pies hacia abajo. Con la cabeza levantada, inhala y dobla los codos lentamente para bajar el pecho hacia el piso. Asegúrate de mantener la espalda recta y los músculos abdominales tensos durante todo el movimiento. Detente al tener los codos a la misma altura que tus hombros. Exhala y empuja lentamente hasta volver a la posición inicial. De ser necesario puedes hacer la versión más fácil, la plancha de rodillas, que se encuentra descrita en la página 119.

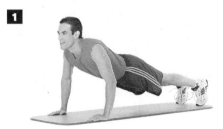

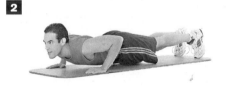

EJERCICIO B: ESPALDA
Supermán

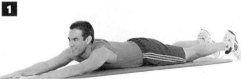

Acuéstate boca abajo sobre un tapete, con las piernas rectas y los brazos extendidos frente a ti, como si estuvieras volando como Supermán. Con la cabeza levantada, exhala y sube los brazos y las piernas simultáneamente hasta unas 4 pulgadas (10 cm) del piso. Si esta posición significa demasiado esfuerzo para tu espalda, baja la cabeza y mira el tapete. Mantén esta posición durante 1 segundo y luego inhala al bajar lentamente otra vez hasta el punto de partida.

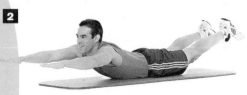

El pan es uno de los carbohidratos que más se antojan y no tiene por qué ser un placer prohibido. Al comer pan integral consumes carbohidratos de lenta liberación que mantienen estables los niveles de insulina. Pon atención cuando compres pan porque su apariencia puede ser engañosa. Sólo porque tiene un color oscuro no significa que sea integral. Asegúrate de que el paquete diga "integral" ("*whole grain*") o "trigo integral" ("*whole wheat*"). Si sólo dice "trigo" es posible que sea refinado. El lugar donde más me gusta comprar panes integrales es Pacific Bakery (www.pacificbakery.com), que ofrece al menos 10 sabores deliciosos y sin levadura en las porciones adecuadas para las Tarjetitas Alimenticias.

El Diario de Hoy

_____

_____

_____

_____

_____

_____

_____

_____

_____

_____

_____

_____

Semana Nº4
Día Nº23

"No hay atajos a los lugares que valen la pena".

—Anónimo

Practica lo que predicas

¿Has admirado a alguien alguna vez? Quizá se trató de tu hermano o hermana mayor o simplemente de un buen amigo, pero fue alguien que te sirvió de modelo de conducta y te inspiró. Un modelo de conducta puede funcionar como un poderoso mapa del tesoro que te muestra el camino correcto. Puede servir como un plano para encontrar el éxito y la inspiración.

¿Quién se verá afectado por tu nuevo "yo"? ¿Tu cónyuge, hijos, novia, novio, madre, padre, mejor amigo, hermana, hermano o compañeros de trabajo? Haz una lista de todas las personas a las que les afectará tu nuevo estilo de vida. Luego apunta brevemente de qué forma sus vidas pueden mejorar si tú te conviertes en un poderoso modelo de conducta positiva. ¡Entusiásmate!

Mi éxito inspira a los demás

A quién:_____ cómo:_____

A quién:_____ cómo:_____

A quién:_____ cómo:_____

A quién:_____ cómo:_____

A quién:_____ cómo:_____

A quién:_____ cómo:_____

A quién:_____ cómo:_____

A quién:_____ cómo:_____

Antes de empezar haz un calentamiento rápido. Luego realiza una serie de 12 repeticiones del ejercicio A y sigue inmediatamente con 12 repeticiones del ejercicio B. Repite el ciclo hasta haber completado un total de 4 series de cada ejercicio. Velas marcando en tu diario a medida que las realices. Por último haz los tres estiramientos de enfriamiento.

Diario de ejercicios

Ejercicio	lb/kg	Serie Nº 1 (✓)	Serie Nº 2 (✓)	Serie Nº 3 (✓)	Serie Nº 4 (✓)
A					
B					

EJERCICIO A: HOMBROS
Levantamiento frontal

Párate con los pies separados a la misma distancia que el ancho de tus hombros. Sujeta una mancuerna con cada mano a ambos lados del cuerpo. Exhala al levantar ambos brazos extendidos simultáneamente frente a ti. Sólo mueve las articulaciones de los hombros, con la espalda recta y los codos ligeramente doblados y firmes, sin extenderlos por completo. Conserva las muñecas firmes a lo largo del movimiento. Una vez que las mancuernas lleguen al nivel de tus hombros, mantén esta posición durante 1 segundo y luego inhala al bajar las manos hasta el punto de partida.

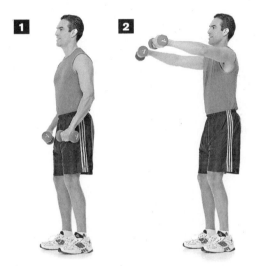

EJERCICIO B: ABDOMINALES
Contracción baja

Siéntate sobre un tapete en el piso, con las piernas ligeramente dobladas, los talones apenas separados del piso y las manos detrás de las asentaderas como punto de apoyo. Exhala al levantar los talones lentamente, acercando las rodillas al torso. Una vez que tus muslos y abdomen formen un ángulo de 90 grados, mantén esta posición durante 1 segundo y luego inhala al regresar lentamente hasta el punto de partida.

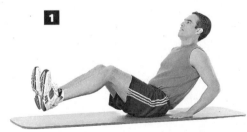

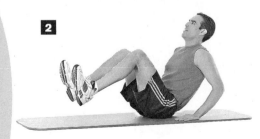

Muy pocas personas obtienen todos los nutrientes que necesitan de la comida. Aunque la alimentación sea saludable, rica en verduras y productos integrales, es posible que aún le falten muchos nutrientes importantes. Esto se debe a que las técnicas de cultivo modernas han agotado algunos nutrientes del suelo, por lo que los alimentos que comemos no son tan nutritivos como lo fueron en el pasado. A fin de contrarrestar estas deficiencias sugiero que tomes un suplemento multivitamínico todos los días. Si deseas encontrar enlaces a algunos de los sitios que ofrecen las mejores vitaminas y suplementos, visita www.jorgecruise.com o el sitio *web* del Dr. Andrew Weil, www.drweil.com, donde obtendrás recomendaciones acerca de los diferentes tipos de suplementos.

El Diario de Hoy

_____

_____

_____

_____

_____

_____

_____

_____

_____

_____

_____

_____

_____

Semana Nº4
Día Nº24

"Siempre he sabido lo que quiero en la vida y cuándo lo quiero. Y he ido a buscarlo sin dudar un solo minuto".

—Jennifer López,
actriz y cantante latina

Apunta e inspírate

Sólo faltan 4 días para que termine tu Reto de 28 días. . . ¡y estoy muy orgulloso de ti por haber avanzado tanto! ¿Te das cuenta de que ya no eres la misma persona que empezó esta aventura? Te has vuelto más exigente contigo mismo y estás sacando lo mejor de ti. El reto de hoy es que abraces a la persona en que te has convertido. Date cuenta de todas las transformaciones que se han producido hasta este momento. Registra todas las cosas, grandes y pequeñas, que han cambiado. Al hacerlo te prepararás para seguir en el camino de convertirte en la persona que deseas ser. Al reconocer dónde te encuentras en este momento, te aseguras de no entorpecer tu éxito a futuro y de no volver a ser quien fuiste.

Anota todas las cosas grandes y pequeñas que han mejorado para ti. ¿Cómo te sientes y te ves? ¿Cuántas pulgadas o centímetros has perdido? ¿Cuánta energía tienes? ¿Qué ropa te queda nuevamente? ¿Qué te ha dicho la gente? Toma un bolígrafo y apunta todas las cosas que sean sensacionales para ti en este momento.

¿Qué tiene de maravilloso este momento?

_____

_____

_____

_____

_____

_____

_____

Antes de empezar haz un calentamiento rápido. Luego realiza una serie de 12 repeticiones del ejercicio A y sigue inmediatamente con 12 repeticiones del ejercicio B. Repite el ciclo hasta haber completado un total de 4 series de cada ejercicio. Velas marcando en tu diario a medida que las realices. Por último haz los tres estiramientos de enfriamiento.

Diario de ejercicios

Ejercicio	lb/kg	Serie Nº 1 (✓)	Serie Nº 2 (✓)	Serie Nº 3 (✓)	Serie Nº 4 (✓)
A					
B					

EJERCICIO A: TRÍCEPS

Pres francés (sentado)

Siéntate en una silla resistente, sujeta una mancuerna con ambas manos y levanta los brazos por encima de la cabeza, manteniendo los codos ligeramente doblados. Inhala al doblar los codos lentamente y bajar la mancuerna detrás de tu cabeza. Mantén los codos lo más cerca posible de tu cabeza. Cuando tengas los antebrazos paralelos al piso, sostén la posición durante 1 segundo y luego exhala al levantar la mancuerna hasta el punto de partida.

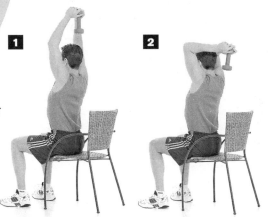

EJERCICIO B: BÍCEPS

Curl (sentado)

Siéntate en el borde de una silla resistente y sujeta una mancuerna con cada mano, con los brazos relajados a ambos lados del cuerpo y las palmas de las manos hacia fuera. Exhala al doblar los codos lentamente para levantar las mancuernas hacia tus hombros. Mantén las muñecas derechas durante todo el movimiento. Una vez que tengas los brazos doblados en un ángulo de poco menos de 90 grados, mantén esta posición durante 1 segundo y luego inhala al bajar las mancuernas otra vez hasta el punto de partida.

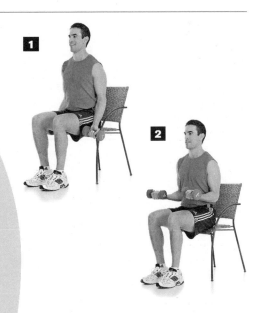

Puedes aumentar tus probabilidades de seguir el plan alimenticio Engrasa y Adelgaza correctamente si abasteces tu cocina regularmente de los alimentos correctos, incluyendo productos integrales, verduras frescas y congeladas, aceite de oliva, alimentos de soya y frijoles (habichuelas). Para lograrlo sólo hace falta organizarte un poco antes de salir de compras.

Nunca salgas de casa sin una lista de compras. Manténla actualizada a lo largo de la semana apuntando los alimentos que se te vayan acabando. Antes de salir para el súper (colmado), fíjate si necesitas alimentos básicos como frijoles, aceites o verduras. Y luego come una pequeña merienda (refrigerio, tentempié). Las investigaciones demuestran que las personas adquieren más alimentos poco saludables cuando salen de compras con el estómago vacío. Además, procura no salir con tus hijos o amigos, quienes pueden persuadirte de comprar alimentos que no contribuirán a tus objetivos.

El Diario de Hoy

Semana Nº4
Día Nº25

"Escucha bien: lo que no se

busca no se encuentra".

—Proverbio inglés

Recursos: sitios *web*

Durante los próximos 3 días te proporcionaré recursos que te servirán para continuar avanzando. Recuerda que la aventura que has vivido durante el último mes sólo es el principio. ¡Lo mejor aún está por venir!

Hoy quiero compartir contigo algunos valiosos sitios *web*. Toda mi carrera como asesor para la pérdida de peso la he construido a través de Internet y realmente estoy convencido de que se trata de una de las herramientas más poderosas de las que disponemos actualmente. Los sitios *web* nos permiten tener acceso instantáneo al apoyo de otros; nos revelan las últimas noticias en materia de salud y programas de adelgazamiento; nos venden lo que necesitamos y nos brindan estupendas recetas de cocina saludable. Intenta visitar hoy al menos tres de mis sitios *web* favoritos sobre la pérdida de peso. ¡Que los disfrutes!

Los mejores sitios *web* de pérdida de peso

Revisa esta lista de mis sitios *web* favoritos. ¿Falta alguno que a ti te encanta? Avísame por correo electrónico a websites@jorgecruise.com.

Español	**Inglés**
www.alexdey.com	www.acefitness.com
www.buenaformafisica.com	www.acsm.org
www.cristinaonline.com	www.ballyfitness.com
www.diabetesymas.com	www.changeyourbody.com
www.elpuentelatino.com	www.crunch.com
www.espanol.yahoo.com	www.deniseaustin.com
www.excelencia.org	www.drweil.com
www.graciasdoctor.com	www.eatright.org
www.healthfinder.gov/espanol	www.ideafit.com
www.latina.com	www.ivillage.com
www.miguelruiz.com	www.jacklalanne.com
www.oyemag.com	www.kathysmith.com
www.salud.discoveryespanol.com	www.oprah.com
www.univision.com	www.prevention.com
	www.tonyrobbins.com
	www.24hourfitness.com
	www.webbworkout.com

Antes de empezar haz un calentamiento rápido. Luego realiza una serie de 12 repeticiones del ejercicio A y sigue inmediatamente con 12 repeticiones del ejercicio B. Repite el ciclo hasta haber completado un total de 4 series de cada ejercicio. Velas marcando en tu diario a medida que las realices. Por último haz los tres estiramientos de enfriamiento.

Diario de ejercicios

Ejercicio	lb/kg	Serie Nº 1 (✓)	Serie Nº 2 (✓)	Serie Nº 3 (✓)	Serie Nº 4 (✓)
A					
B					

EJERCICIO A: PARTE POSTERIOR DEL MUSLO

Levantamiento de piernas

Acuéstate boca arriba sobre un tapete, con las palmas de las manos apoyadas en el piso y los talones reposando sobre una silla resistente. Exhala al contraer los muslos y las asentaderas lentamente para elevarlas hacia el techo. Mantén esta posición durante 1 segundo e inhala al bajar las asentaderas lentamente hasta el punto de partida.

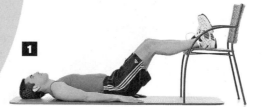

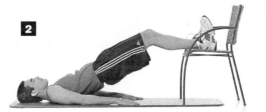

EJERCICIO B: CUÁDRICEPS

Sentadilla (cuclilla) de pared

Párate con la espalda apoyada en una pared y los pies colocados a unos 2 pies (60 cm) de esta, separados entre sí a la misma distancia que el ancho de tus hombros. Descansa las manos sobre los muslos. Ve deslizando la espalda lentamente por la pared, doblando las rodillas hasta quedar en una posición como si estuvieras sentado sobre una silla alta. Mantén esta postura durante 1 minuto, asegurándote de respirar hondo mientras te sostienes. *Haz una sola repetición de este ejercicio.*

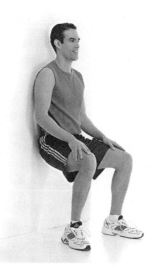

Al seguir mi programa alimenticio Engrasa y Adelgaza, estás tomando 8 o más vasos de agua al día. Intenta beberla a temperatura ambiente, porque el agua demasiado fría puede poner tu cuerpo y algunos de tus órganos en un estado leve de *shock*. A algunas personas les dan retortijones (cólicos) al tomar agua helada, sobre todo después de una sesión de ejercicio o en un día caluroso. El contraste entre la temperatura de su cuerpo y la del agua simplemente es demasiado grande. Además, el agua a temperatura ambiente permite tomar tragos grandes y se te facilitará ingerir esos 8 vasos.

El Diario de Hoy

_____
_____
_____
_____
_____
_____
_____
_____
_____
_____
_____
_____

Semana Nº4
Día Nº26

"Un hombre consiente cree en el destino, uno caprichoso cree en la suerte".

—Benjamin Disraeli,
autor

Recursos: revistas

Suscribirte a una revista es uno de los mejores regalos que puedes hacerte a ti mismo y a los demás. Es como un buen amigo que se presenta en la puerta de tu casa con ideas brillantes y fotos que inspiran. Contarás con una maravillosa ventaja al recibir regularmente en tu mundo una fuente automática de inspiración e información. ¡Te preparará para la victoria! Cuando menos lo esperes o recuerdes, ahí estará en tu buzón. Hoy quiero que revises algunas de las mejores revistas del puesto de periódicos o de una librería. Hojéalas. Con el tiempo deseo que te suscribas a una de ellas para inspirarte mensualmente.

Las mejores revistas

¿Alguna de tus revistas favoritas no aparece en esta lista? Envía tu sugerencia por correo electrónico (correo e, *e-mail*) a magazines@jorgecruise.com.

Buena Vida
Cosmopolitan en Español
Cristina La Revista (lee mi columna "Pregúntele a Jorge")
En Forma
Estylo Magazine
Latina Magazine
Men's Fitness en Español
Men's Health en Español
OYE Magazine
Prevention en Español
Salud Hoy

Y a aquellos que son bilingües les quiero recomendar unas revistas excelentes en inglés:

Best Recipes
Eating Light
Fitness
Gusto
O, The Oprah Magazine
Organic Style
Psychology Today
Quick Cooking
Self
Shape
Veggie Life

Antes de empezar haz un calentamiento rápido. Luego realiza una serie de 12 repeticiones del ejercicio A y sigue inmediatamente con 12 repeticiones del ejercicio B. Repite el ciclo hasta haber completado un total de 4 series de cada ejercicio. Velas marcando en tu diario a medida que las realices. Por último haz los tres estiramientos de enfriamiento.

Diario de ejercicios

Ejercicio	lb/kg	Serie Nº 1 (✓)	Serie Nº 2 (✓)	Serie Nº 3 (✓)	Serie Nº 4 (✓)
A					
B					

EJERCICIO A: PANTORRILLAS

Puntas (sentado)

Siéntate en una silla resistente con las plantas de los pies apoyadas en el piso y sujeta una mancuerna encima de cada rodilla. Exhala al levantar lentamente los talones sin despegar las puntas de los pies del piso. Debes sentir el esfuerzo en las pantorrillas. Mantén esta posición durante 1 segundo e inhala al bajar los talones otra vez al punto de partida.

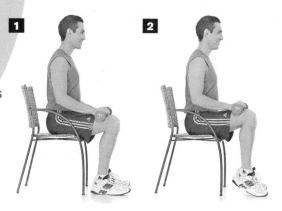

EJERCICIO B: GLÚTEOS

Contracción con las piernas abiertas

Párate con los pies un poco más separados que el ancho de tus hombros, los brazos colgados a ambos lados del cuerpo y las rodillas ligeramente dobladas. Inhala al doblar las rodillas hasta un ángulo de 90 grados, asegurándote de contraer los músculos de las asentaderas. Mantén esta posición durante 1 segundo y luego exhala al volver lentamente al punto de partida sin soltar los músculos de las asentaderas.

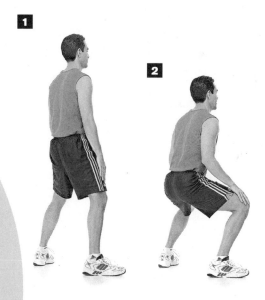

No hay nada como un resfriado (catarro) o una gripe para desbaratar hasta las mejores intenciones en lo que a buena forma física se refiere. Desde luego debes descansar mientras estés enfermo. Sin embargo, unos cuantos días libres pueden hacerte perder el hábito del ejercicio, así que trata de cuidar tu salud lo mejor posible.

Una forma de prevenir un resfriado o una gripe es comiendo mucho ajo. Se trata de un antimicrobiano natural que activa el sistema inmunitario, sobre todo si lo comes crudo. Pica unos cuantos dientes en trocitos, colócalos en una cuchara y trágatelos. Tómate un sorbo de agua después. Al picar el ajo en trocitos no tienes que masticarlo ni te quedará ese olor a ajo en el aliento.

El Diario de Hoy

_____

_____

_____

_____

_____

_____

_____

_____

_____

_____

Semana Nº4
Día Nº27

"Nunca hay que contentarse con avanzar a rastras cuando se siente el anhelo de volar".

—Helen Keller,
escritora y reformadora social
estadounidense

Recursos: libros de consulta

os libros son unos recursos fabulosos. Toda la maravillosa información, inspiración y guía que ofrecen los convierte, a veces, en nuestros mejores amigos.
Tienen el poder de cambiar nuestras vidas, ya que a menudo son el fruto
de muchos años de estudio así como de la experiencia de expertos apasionados
por lo que desean comunicar.

Tengo muchos libros favoritos en mi estante. Te recomiendo que, al igual
que yo, agregues el mayor número posible a tu biblioteca de pérdida de peso.

¿Qué tan importante es un buen libro? En mi oficina tengo una cita de
Erasmo, uno de los más grandes eruditos de todos los tiempos, que vivió durante
el Renacimiento: "Cuando consigo un poco de dinero compro libros; y si me
queda algo, compro comida y ropa".

Los mejores libros de consulta sobre la autoayuda

Estos son algunos de los que me gustan.

Créalo, sí se puede por Alex Dey

¡Cristina! confidencias de una rubia por Cristina Saralegui

Despertando al gigante interior por Anthony Robbins

El poder está dentro de ti por Louise L. Hay

El ser excelente por Miguel Angel Cornejo

La curación espontánea por el Dr. Andrew Weil

La salud de la mujer por el Dr. Andrew Weil

Las enfermedades más comunes por el Dr. Andrew Weil

Los cuatro acuerdos: un libro sobre la sabiduría tolteca por Don Miguel Ruiz

Mujer fuerte, mujer joven por Miriam E. Nelson

Piense y hágase rico por Napoleon Hill

Poder sin límites por Anthony Robbins

Sopa de pollo para el alma por Jack Canfield y Mark Victor Hansen

Su peso ideal por Abel Delgado

Usted sí puede ser feliz pase lo que pase por Richard Carlson y Wayne W. Dyer

---

Antes de empezar haz un calentamiento rápido. Luego realiza una serie de 12 repeticiones del ejercicio A y sigue inmediatamente con 12 repeticiones del ejercicio B. Repite el ciclo hasta haber completado un total de 4 series de cada ejercicio. Velas marcando en tu diario a medida que las realices. Por último haz los tres estiramientos de enfriamiento.

Diario de ejercicios

Ejercicio	lb/kg	Serie Nº 1 (✓)	Serie Nº 2 (✓)	Serie Nº 3 (✓)	Serie Nº 4 (✓)
A					
B					

EJERCICIO A: PARTE INTERIOR DEL MUSLO
Media tijera hacia dentro

Acuéstate de lado sobre un tapete con las piernas extendidas, apoyando el torso en el codo y el antebrazo izquierdos. Dobla la rodilla derecha y coloca el pie derecho detrás de la pierna izquierda para equilibrarte. Mantén la pierna izquierda recta y exhala al levantar el pie izquierdo lentamente lo más alto posible. Mantén esta posición durante 1 segundo e inhala al bajar el pie nuevamente al punto de partida. Haz una serie con la pierna izquierda y luego cambia a la derecha.

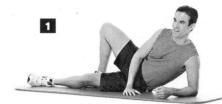

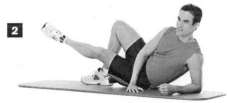

EJERCICIO B: PARTE EXTERIOR DEL MUSLO
Levantamiento lateral de pierna

Acuéstate de lado sobre un tapete apoyando el torso en el codo izquierdo. Debes tener las piernas extendidas y alineadas con tu torso. Exhala al levantar la pierna de arriba. Mantén esta posición durante 1 segundo e inhala al bajarla lentamente otra vez al punto de partida. Haz 12 repeticiones con la pierna izquierda y luego cambia a la derecha. Para aumentar la resistencia, ponte pesas en los tobillos.

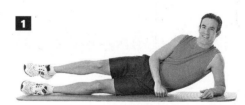

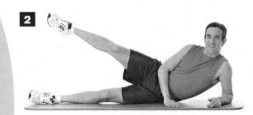

Dentro de la temática de hoy, que son los libros, quiero recomendarte mucho uno que realmente cambió mi vida. Lo escribió mi buen amigo Anthony Robbins, autor estadounidense de bestséllers sobre la motivación, y se llama *Poder sin límites*. Cuando apenas estaba en mis comienzos este libro me brindó los conceptos, las herramientas y las estrategias específicas que necesitaba para hacer realidad mis sueños. Transformó mi vida para mejorarla. Asegúrate de leerlo. ¡Te lo recomiendo muchísimo! Sólo entra a www.jorgecruise.com, donde encontrarás un vínculo hacia la versión en español del libro. ¡Que lo disfrutes!

El Diario de Hoy

_____

_____

_____

_____

_____

_____

_____

_____

_____

_____

_____

_____

Semana Nº4
Día Nº28

"Las hazañas magníficas son obra de quienes creen que existe algo en su interior capaz de imponerse a las circunstancias".

—Bruce Barton,
ejecutivo publicitario, escritor y
miembro del Congreso estadounidense

¡Celébralo!

Terminaste, ¿verdad? Bueno, no exactamente.

Desde hace 28 días llevas un nuevo estilo de vida. Ahora cuentas con un "cuerpo nuevo" o vas por buen camino para conseguirlo. Pero debes seguir adelante. Vuélvete más exigente contigo mismo y serás una nueva persona. Lo que alguna vez estuvo bien para ti no volverá a serlo.

Imagínate que nunca hubieras aprendido a caminar y sólo supieras gatear. Tendrías problemas de la espalda y las rodillas lastimadas. Todas las mañanas te levantarías con la espalda adolorida y fatigado. Ahora imagínate que por fin aprendieras a caminar. El dolor y el malestar desaparecerían. ¿Por qué querrías volver a gatear? Así es exactamente cómo debes pensar.

Ahora que has llegado a la meta de los 28 días, celébralo y continúa avanzando. Según la cantidad de grasa que aún necesites quemar, cumple con otro ciclo del Reto de 28 días. Cada vez que lo hagas estarás más sano y en forma y te sentirás cada vez mejor, ¡garantizado!

Toma un bolígrafo y apunta de manera concreta qué vas a hacer al comprometerte a vivir este nuevo estilo de vida.

Hoy es tu día libre, así que tómate un poco de tiempo para ti. Sal a caminar rápidamente, respira aire fresco y sigue motivándote.

¿Qué haré para continuar?

Envía por correo electrónico (correo e, _e-mail_) la historia de tu éxito y una foto a historia@jorgecruise.com. Me dará mucho gusto tener noticias tuyas.

_____

_____

_____

_____

_____

_____

_____

8 minutos hacia el éxito
¡Lisa bajó 20 libras (8.9 kg)!

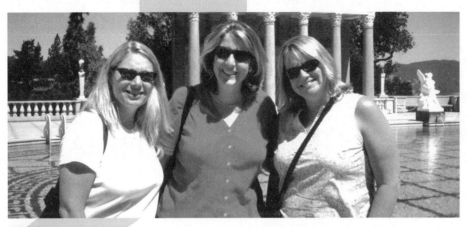

ANTES (centro)

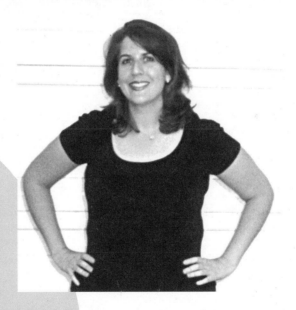

"Seguir 8 Minutos por la Mañana es facilísimo. Hasta pude irme de vacaciones una semana y bajar 1 libra (casi 0.5 kg), lo cual nunca me había sucedido antes. El programa cambió mi vida de varias formas. Me encanta el desarrollo personal que ofrece. No sólo estoy adelgazando sino también recuperando mi autoestima. El plan de alimentación Engrasa y Adelgaza se ha convertido en un modo de vida para mí. Antes me encantaba el queso, pero ahora ya ni siquiera se me antoja. Estoy rebosante de energía y mi progreso me entusiasma mucho".

—Lisa DelVaglio
Representante comercial

SEMANA Nº4 ▼ DÍA Nº28

No soy muy amigo de la sal, como tampoco la mayoría de los médicos. Aparte de estar vinculada con la hipertensión (presión arterial alta), la sal también te hace retener líquidos. Por lo tanto, cuando subes varias libras es muy posible que sean de agua. En vez de sazonar tus alimentos con sal, prueba *Spice Hunter's Zip Seasoning* (www.spicehunter.com). Se trata de una fabulosa mezcla de sazonadores sin sal. También puedes probar una selección de hierbas frescas. Recuerda que cocinar y comer es una *aventura*.

IMPORTANTE: Actualización de la cuarta semana

¡Felicitaciones! ¡Lo conseguiste! Llegó el momento de revisar tu progreso y anotar los avances que lograste durante la cuarta semana. Así te mantendrás centrado y responsable. Toma un bolígrafo y responde a las siguientes preguntas.

1. ¿Cuál es tu peso actual? Pésate y anota también tu peso inicial. _____

_____

2. ¿Qué cosas hiciste bien esta semana? ¿De qué te sientes orgulloso?_____

_____

3. ¿En qué podrías mejorar? _____

4. ¿Cuál será tu estrategia para la quinta semana en adelante? _____

_____

   Cuando termines, sácate la "foto del después" y pégala en la página 25 junto a tu "foto del antes".

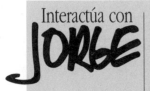

Interactúa con JORGE

Envía un mensaje por correo electrónico con las respuestas de la actualización de esta semana a semanacuatro@jorgecruise.com. Recibirás un mensaje especial con consejos adicionales acerca de cómo mantener e incluso incrementar tu éxito. Incluye tu historia, cuánto peso bajaste y cómo ha cambiado tu vida.

CAPÍTULO 8

Tu nueva vida

Cómo mantener tu éxito o perder más peso

Acabas de concluir mi programa para bajar de peso, 8 Minutos por la Mañana. ¡Felicitaciones por tu éxito!

En mi carta introductoria te dije que te enviciarías con este modo de vida. ¿Recuerdas que comparé tu antiguo estilo de vida con gatear y el nuevo con caminar? Ahora que puedes caminar, ¿para qué volver a gatear? Has invertido energía y esfuerzo en realizar mejores elecciones, las cuales te han ayudado a bajar de peso y te permitirán sentirte y verte sensacional por el resto de tu vida. ¡Sigue por este buen camino!

¿Y qué harás ahora? Tanto si has alcanzado tu meta en cuanto al peso que querías bajar como en el caso contrario, la mejor estrategia para verte y sentirte lo mejor posible es que sigas con el programa. Si aún te falta bajar de peso, simplemente vuelve a comenzar el ciclo de transformación de 4 semanas. Cada vez que lo hagas obtendrás mejores resultados, lo cual te asegurará tu éxito a largo plazo.

Pero quiero que saborees tu éxito antes de seguir. Vuelve a leer las anotaciones que hiciste en tu diario a lo largo de los últimos 28 días. Disfruta todo lo que has cambiado y avanzado. Te has puesto en forma de dentro hacia afuera. Consiéntete con la recompensa que anotaste el Día Nº 13 de la segunda semana (véase la página 138). Ha llegado el momento de tomarte esas minivacaciones, comprar un conjunto nuevo o pasar un día en el balneario. ¡Te lo mereces!

¡Adelante! Atrás ni para tomar impulso

Para continuar avanzando con mi programa 8 Minutos por la Mañana, sigue estas sencillas reglas nuevas:

1. Si no quieres recuperar el peso que bajaste o deseas perder aún más, tienes que seguir haciendo tus ejercicios de 8 Minutos por la Mañana. Repite la misma rutina que hiciste durante las primeras cuatro semanas, pero *aumenta el peso que estabas levantando.* ¡Esto es fundamental! Recuerda que los

Dudas comunes

Cuando hago los levantamientos de piernas de tu programa ya no tengo que esforzarme igual que antes. ¿Algo anda mal?

Te has vuelto más fuerte y tu cuerpo ya no te resulta tan pesado. ¡Felicidades! Para que los mismos ejercicios sigan siendo eficaces, compra unas pesas con tiras de Velcro para los tobillos. A mí me gustan las polainas con pesas desmontables que permiten seguir añadiendo peso conforme el cuerpo se hace más fuerte.

músculos sólo se ponen más fuertes si los empujas más allá de lo que les resulta cómodo. Entre más tejido muscular tengas, más activo será tu metabolismo.

2. A medida que bajes de peso debes cambiar a la selección calórica apropiada para tu nuevo peso. El Sistema de Tarjetitas Alimenticias te ayudará a ser honesto, así que utilízalo.

3. Todos los domingos sube a la pesa (báscula) para ver cuánto peso bajaste. Si empiezas a recuperar peso regresa directamente a la selección de Comienzo Rápido y síguela de manera escrupulosa para volver a encaminarte.

4. Pase lo que pase, nunca te saltes una comida. Come por lo menos tres veces al día y consume grasa cada vez. Si te saltas una comida habrá mayor probabilidad de que por la noche comas en exceso. Si te da hambre escoge una merienda (refrigerio, tentempié) de entre las verduras que puedes comer de manera ilimitada (véase la página 222).

5. Revisa tus Charlas al Despertar. También debes ejercitar tu motivación diariamente.

6. Recuerda que un retroceso no es más que un reto encubierto. Considéralo como una lección. Si comes más de lo debido o pierdes un día de ejercicio, no malgastes tu tiempo reclamándotelo. Simplemente vuelve a motivarte y concéntrate en lo que deseas. ¡Depende de ti y lo conseguirás!

(véase la página 222)

Dudas comunes

¿Qué piensas de los métodos alternativos de ejercicio como el yoga y el *tai chi*?

Si bien no se trata del tipo de ejercicio más eficaz para bajar de peso, son excelentes disciplinas para ganar variedad además de reducir el estrés. Te ayudarán a centrar tu mente y tu espíritu en un estado de tranquilidad y paz interior.

Compartir tu éxito: la única manera de disfrutar la pérdida de peso

Quizá la lección más valiosa que he aprendido de los 3 millones de clientes a los que he ayudado a bajar de peso es que para disfrutar el adelgazamiento realmente y continuar sobre el camino del éxito hace falta compartirlo con otra persona. Una de las mayores alegrías de la vida es darle a otra persona lo que uno ha descubierto. Ayudar a los demás a que se hagan cargo de sus vidas y su felicidad es un privilegio (¡y crea adicción!).

Todos mis clientes que bajaron de peso y luego ayudaron a otras personas a hacer lo mismo conservan la misma motivación meses y años después del primer día. Al compartir el éxito, todo el mundo gana.

En este sentido quisiera compartir contigo la historia del éxito de uno de mis primeros clientes, Joe Newsome. Joe bajó 40 libras (18 kg) con 8 Minutos por la Mañana. De ahí siguió para ayudar a sus familiares, amigos y compañeros de trabajo a transformarse. Él mismo relatará su historia llena de inspiración.

8 minutos hacia el éxito

¡Joe bajó 40 libras (18 kg)!

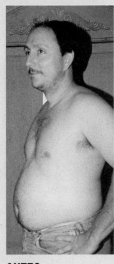

ANTES

"Me siento como si hubiera retrasado el reloj. ¡Ahora trabajo en el jardín sin camisa y me siento sensacional!"

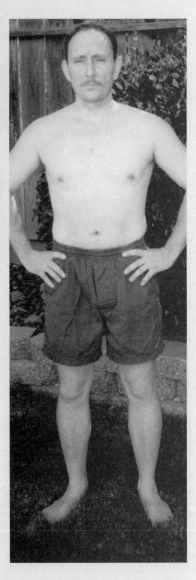

"He presenciado un increíble cambio en mi vida, un cambio maravilloso que está al alcance de cualquiera que desee adelgazar, tener salud y sentirse feliz consigo mismo.

"Mido 5 pies con 7 pulgadas (1.70 m) y pesaba 202 libras (90 kg) antes de descubrir el programa de Jorge, 8 Minutos por la Mañana. Las escaleras de mi casa las subía con dificultad y me quedaba sin aliento. Siempre que intentaba correr y jugar con mis hijos sentía algún dolor. Incluso me faltaba energía para levantarme por la mañana.

"Los antecedentes familiares de enfermedades cardíacas me angustiaban y por fin decidí tratar de bajar de peso. Comencé a buscar ayuda en Internet. Encontré el sitio *web* de Jorge y me gustó lo que vi. Su programa no incluía píldoras ni productos químicos. En cambio se centraba en mejorar el tono muscular y en comer los alimentos *y las grasas* correctos. Todos los conocimientos que necesitaba para adelgazar se encontraban en un libro y podía disponer de ellos diariamente.

"Comencé el programa y obtuve resultados desde la primera semana: empecé a dormir mejor, mi energía aumentó, bajé de peso y me sentí mejor conmigo mismo. Los beneficios no dejaron de llegar. Mi cuerpo comenzó a adquirir forma, la hinchazón de mis pies desapareció, el dolor de mis articulaciones empezó a disminuir e incluso dejé de roncar. Y lo mejor de todo: ¡me sentí como si hubiera regresado de mis 35 años a la veintena!

"Mis amigos, familiares y compañeros de trabajo no tardaron en comenzar a preguntarme qué estaba haciendo. Responder a las preguntas sobre 8 Minutos por la Mañana enseguida se convirtió en el tema principal de la mayoría de mis conversaciones. El interés creció tanto que decidí formar un equipo basado en 8 Minutos por la Mañana.

"Redacté una hoja de inscripciones y al sumar 22 nombres quedamos listos para empezar nuestros 28 días juntos. Fue impresionante observar la manera en que aumentaron el apoyo y la inspiración. Cada libra o kilo que alguien perdía significaba un triunfo para todos. Intercambiábamos recetas, ideas y consejos por correo electrónico (correo e, *e-mail*) y nos servimos de inspiración unos a otros. ¡Éramos un gran equipo!

"Compartir este programa fue una bendición increíble. Quise retribuir a mis amigos y compañeros de trabajo la inspiración que me habían brindado mientras bajaba de peso, pero los beneficios que ellos consiguieron me hicieron sentirme de maravilla y me ayudaron a llegar aún más lejos con el programa. Ser partícipe de un cambio tan espectacular es una de las mejores sensaciones que uno puede experimentar. Tener parte en mejorar la salud de la gente y darles una maravillosa oportunidad para lograr un estilo de vida nuevo y saludable es el mejor regalo".

Mi sueño

En el capítulo La Ventaja Emocional te expuse el poder de contar con una meta específica. Bien, mi meta y mayor esperanza es poder entrar en contacto con otras tantas personas como las que ya guié a través de Internet. Quiero cambiar la vida de por lo menos otros 3 millones de personas con este libro. Acuérdate de que cada 5 minutos tres personas fallecen en los Estados Unidos debido a problemas relacionados con la obesidad. Y sólo podré lograr mi meta con tu apoyo y el éxito que logres. Si trabajamos juntos como equipo lo lograremos y triunfaremos. . . persona por persona.

¿Qué puedes hacer ahora mismo para ayudar a marcar una gran diferencia? Entra a www.jorgecruise.com/reto y envía un correo electrónico breve —pero de esos que cambian la vida— a todos tus amigos para contarles acerca de 8 Minutos por la Mañana.

Sin embargo, pase lo que pase te ruego que mantengas el contacto conmigo personalmente en coach@jorgecruise.com y que también me visites en mi sitio *web* www.-jorgecruise.com. Envíame tu historia y tus fotos "del antes" y "del después". Cuéntales a tus familiares y amigos el éxito que lograste con el programa 8 Minutos por la Mañana y muy pronto se pondrá en marcha una revolución mundial.

Sobre todo quiero darte las gracias por haberme permitido guiarte en tu sorprendente aventura para bajar de peso. Te deseo lo mejor y que Dios te bendiga. ¡Sé que lo conseguirás!

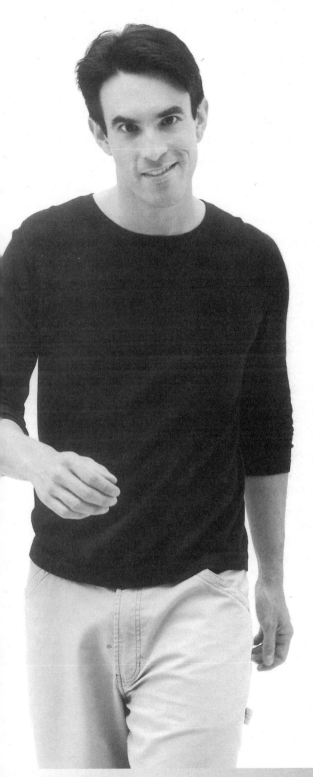

Caminata rápida

Cómo ejercitar tu corazón

Si bien los ejercicios de fortalecimiento son la manera más inteligente de bajar de peso, también necesitas algún tipo de ejercicio aeróbico para realmente mejorar la condición de tu corazón y pulmones. En comparación con las demás formas de ejercicio aeróbico, caminar es la manera más cómoda de activar el ritmo cardíaco. Por eso representa una parte imprescindible del programa 8 Minutos por la Mañana.

Mi plan para caminar rápidamente te brindará lo que llamo un "regalito calórico". Es decir, cada vez que camines por lo menos 20 minutos quemarás un promedio de 150 a 200 calorías. Si caminas seis veces por semana a la hora del almuerzo o por la noche, esta cantidad sumará 1,200 calorías semanales, lo cual equivale a quemar ½ libra (224 g) adicional de grasa a la semana o *2 libras (casi 1 kg) más de grasa al mes*. Por lo tanto, incorporar las caminatas rápidas a tu programa te ayudará a alcanzar tus metas de reducción de peso más pronto todavía.

Así que recomiendo lo siguiente: siempre haz los ejercicios de fortalecimiento por la mañana, porque es la medida más eficaz para bajar de peso, y acomoda el ejercicio aeróbico en tus ratos libres cuando quieras quemar más calorías o porque desees mantener fuertes tu corazón y pulmones, lo cual también es muy importante.

Con demasiada frecuencia la gente que necesita bajar una cantidad considerable de peso comienza con el ejercicio aeróbico sin fortalecerse primero. La combinación de un

Ideas para incorporar las caminatas a tu rutina diaria

Caminar te proporciona un estupendo descanso de tu jornada laboral. Sal a caminar durante el descanso del almuerzo para eliminar el estrés o hazlo después de trabajar para relajarte por la noche. A fin de animarte y obtener el máximo provecho de tu experiencia de caminar rápidamente prueba las siguientes sugerencias:

- Camina con tu familia después de trabajar, aprovechando la oportunidad para que se pongan al día y pasen tiempo de calidad juntos.
- Camina con tus compañeros de trabajo en lugar de reunirse en la sala de descanso.
- Camina siempre que alguien te desquicie los nervios. Le ayudará a tu mente a deshacerse de los pensamientos negativos y te permitirá regresar centrado a trabajar.
- Camina siempre que tengas oportunidad, aunque signifique estacionarte en el espacio más alejado de la tienda de comestibles, dar vueltas alrededor del consultorio de tu médico mientras esperas que te atienda o dar un paseo rápido mientras la cena se cocina en el horno.
- Camina con una amiga en vez de salir a comer o hablar por teléfono.
- Programa tus caminatas rápidas en tu agenda.
- Toma en cuenta que caminar te brinda tiempo a solas, lejos de los demás problemas de tu vida.
- Involucra a los demás. Te sorprenderás de ver qué tan lejos y rápido puedes caminar cuando una jugosa conversación anima tus pasos.
- Camina hacia un destino. Trasládate a pie a hacer tus mandados, pasar por el cajero automático, ir la ferretería o regresar un libro prestado a un amigo.
- Observa lo que tienes alrededor. Intenta reconocer los pájaros que ves y oyes o los árboles y plantas con que te encuentres. Si vives en una ciudad, disfruta los aparadores.
- Compra un perro. No permitirá que te pierdas una sola caminata.

exceso de grasa y músculos débiles hace que el ejercicio aeróbico agote más de lo que debería. Los muslos pueden rozarse entre sí e irritarse; las articulaciones duelen bajo el peso del cuerpo o quizá simplemente resulte difícil moverse. Además, muchas mujeres y hombres me han comentado que les da demasiada pena hacer ejercicio en el gimnasio delante de la gente que tiene unos cuerpazos.

Mi programa para caminar rápidamente incluido en 8 Minutos por la Mañana aborda todas estas preocupaciones. Después de una sola semana con 8 Minutos por la Mañana, muchas de ellas desaparecerán. Recuerda que mi programa no sólo te ayuda a poner el cuerpo en forma sino también te fortalece por dentro. Encontrarás una seguridad desconocida para ti. Y al final te olvidarás del miedo a hacer ejercicio en público.

Caminar es buenísimo para la salud, por muchos motivos. Fortalece el corazón y reduce el riesgo de padecer diversas afecciones, desde enfermedades cardíacas hasta cáncer y diabetes. También ayuda cuando uno está muy enojado o triste, no puede reflexionar con claridad o está pensando en comida debido a su estado de ánimo.

La combinación de elevar el ritmo cardíaco y pasar tiempo al aire libre elimina el estrés y aumenta la eficiencia en todo lo que uno hace. Caminar rápidamente por 30 minutos relaja y rejuvenece.

¿Cuántas veces has decidido no hacer algo o has dejado tu vida en suspenso porque no te sentías a la altura o tu condición física no te lo permitía? Quizá tus hijos querían explorar un sendero natural o ir a Disney World y no estabas seguro de poder acompañarlos. Quizás una amiga tenía ganas de pasar todo un día de compras en el centro comercial o tu cónyuge te propuso un paseo romántico por el malecón. Mi plan para caminar rápidamente te ayudará a mejorar tu forma física de manera que nunca más tengas que utilizar tu cuerpo como excusa.

Los estudios demuestran que la mayoría de las personas que comienzan a caminar rápidamente continúan haciéndolo, en comparación con sólo la mitad de quienes eligen la natación, subir escaleras o alguna otra actividad aeróbica. Probablemente se deba al hecho de que caminar es una de las actividades más fáciles de integrar a un día lleno de ocupaciones. Es posible hacerlo en cualquier lugar. . . incluso mientras se espera a que el buscapersonas (bíper) avise que ya hay una mesa libre en un restaurante atestado de gente. Caminar al aire libre fomenta el contacto con la naturaleza. El viento, el aire fresco, la luz del Sol, los colores naturales y la vida animal llenan de energía.

Si decides caminar a primera hora de la mañana o por la noche cuando ya oscureció, viste ropa reflexiva de colores claros para que se te pueda ver desde los carros que vienen en dirección contraria. Lleva una pequeña linterna (lámpara sorda) en cada mano. Pega cinta reflexiva barata a tu ropa o compra un chaleco reflexivo. Y siempre que camines en la oscuridad procura hacerlo con un compañero. Si caminar al aire libre no es práctico por el mal tiempo o no deseas hacerlo por motivos de seguridad, camina bajo techo. Puedes caminar en un centro comercial u otro edificio grande, en una tienda de comestibles o incluso por los pasillos de un hotel. Invertir en una estera mecánica (caminadora, *treadmill*) para el gimnasio de tu casa es una forma excelente de asegurarte de hacer ejercicio todos los días, pase lo que pase.

Dudas comunes

Me gustaría caminar rápidamente como ejercicio, pero me da pena que mis amigos y vecinos me vean. ¿Cómo supero este temor?

Si te da pena caminar o hacer otro ejercicio en público, el programa 8 Minutos por la Mañana te ayudará. A medida que avances por el programa, cada Charla al Despertar te servirá para incrementar tu autoestima. Conforme bajes de peso te resultará mucho más fácil sentirte bien tal como eres. Recuerda, necesitas centrarte en lo que estás haciendo *para ti*, no en lo que los demás puedan pensar.

El equipo adecuado

El equipo más importante que necesitas para caminar es un par de tenis resistentes. Las zapatillas con o sin tacón o bien los mocasines delgadísimos que llevas a trabajar no sirven para caminar rápidamente. Te obligarán a ir más despacio y te harán perder el equilibrio, además de que pueden dolerte las piernas. Aunque salgas a caminar con tu ropa de trabajo, te sugiero que calces un par de tenis. Necesitas un buen apoyo en el arco y mucha amortiguación. Entre más peses, más apoyo necesitarás.

Puedes comprar tus tenis en un almacén (tienda de departamentos) o en una tienda de artículos deportivos. No tienen que costar mucho, pero deben quedarte bien y ser cómodos. Es mejor medírtelos por la tarde porque los pies tienden a hincharse a lo largo del día. Camina en la tienda y concéntrate en cómo sientes los tenis. ¿Se te resbala el talón hacia arriba y abajo? Si es así, acabarás con ampollas. ¿Te aprietan los dedos de los pies? Pues imagínate cómo los sentirás después de 20 minutos de caminar rápidamente.

Cómprate tenis nuevos más o menos cada 6 meses o incluso con mayor frecuencia. Fíjate en cómo sientes los pies al caminar. En cuanto comiences a notar dolor, cambia los tenis. Además, es posible que también los pies se te adelgacen cuando bajes de peso, por lo que necesitarías un nuevo par.

Además de los tenis puedes comprar ropa de tela sintética que apartará la humedad de tu cuerpo, manteniéndote seco y cómodo en climas tanto calurosos como fríos. En el verano, las camisetas ligeras hechas de *CoolMax* y otros materiales sintéticos te mantendrán fresco y seco y te pesarán mucho menos que el algodón o cualquier otra fibra natural. En el invierno, varias capas de mallas, camisetas de manga larga y chaquetas (chamarras) te resguardarán del viento y te mantendrán calientito sin hacer bulto.

(*Nota:* Cuando decimos "tenis" nos referimos a los específicamente diseñados para caminar. Busca "*walking shoes*" en cualquier tienda que venda tenis).

Distancia e intensidad

La primera vez que camines es posible que sólo llegues al final del camino que lleva a tu casa o al final de la cuadra. No te desanimes por eso. Por lo menos saliste a hacer la lucha. Y caminaste más que ayer, así que date una gran palmada en la espalda. Después de todo, 1 ó 5 minutos es mejor que nada.

Al principio camina hasta que te falte el aliento o comiences a fatigarte. Empieza desde ahí, aumentando tu tiempo alrededor de un 10 por ciento por semana. Tu meta es caminar 26 minutos sin descansar. (Si terminas enviciándote y caminas mucho más de 26 minutos, ¡bárbaro! Pero yo sólo te pido estos 26 minutos). Dedica tres de estos minutos al calentamiento y tres al enfriamiento (véase la página 86). Si te saltas cualquiera de estos ejercicios corres peligro de lesionarte. El calentamiento prepara el líquido de tus articulaciones para la caminata más rápida; el enfriamiento ayuda a que el torrente sanguíneo regrese al corazón en vez de estancarse en tus piernas, produciéndote mareos y una sensación de debilidad.

Primero trata de mejorar la distancia y luego la intensidad. No debes jadear ni sentir dolor en las piernas. Si experimentas alguno de estos dos síntomas estás caminando demasiado rápido o recorriendo demasiada distancia para tu forma física. Camina con más calma y luego ve agregando distancia o intensidad poco a poco. Al calificar tu esfuerzo en una escala del 1 al 10, debe estar entre el 6 y el 8, el margen en el que se quema grasa. Te sentirás mejor dentro de este margen y cosecharás los mayores beneficios del ejercicio.

Cómo caminar bien

Cuidar tu postura al caminar rápidamente te protegerá las rodillas, sobre todo si aún tienes que bajar mucho peso. Además, aumentará el número de calorías que quemas y hará tu caminata más placentera. Caminar tiene que involucrar *todo tu cuerpo*, no sólo tus piernas, así que haz un esfuerzo por utilizar la parte superior del torso. Así quemarás más calorías.

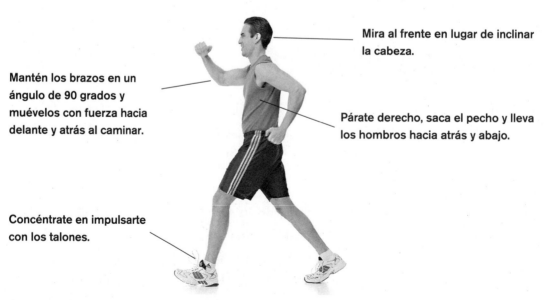

Mira al frente en lugar de inclinar la cabeza.

Mantén los brazos en un ángulo de 90 grados y muévelos con fuerza hacia delante y atrás al caminar.

Párate derecho, saca el pecho y lleva los hombros hacia atrás y abajo.

Concéntrate en impulsarte con los talones.

Estiramientos para después de caminar

Te recomiendo que hagas los siguientes estiramientos. Siempre es mejor estirarte después de caminar, cuando los músculos ya están calientes.

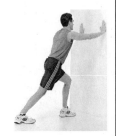

Estiramiento de pantorrillas: Párate de cara a una pared, a 2 ó 3 pies (61 ó 69 cm) de distancia de esta. Coloca las palmas de las manos en la pared y el pie izquierdo unos 2 pies delante del derecho. Inclínate hacia la pared con la pierna izquierda doblada y la derecha extendida. Debes percibir el estiramiento en la pantorrilla. Mantén esta posición durante 20 segundos y luego cambia de pierna.

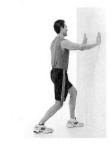

Estiramiento profundo de la pantorrilla: Párate de cara a una pared a 2 ó 3 pies de distancia de esta. Coloca las palmas de las manos en la pared y el pie izquierdo unos 2 pies delante del derecho. Inclínate hacia la pared con la pierna izquierda doblada y la derecha extendida. Dobla la pierna derecha para que el estiramiento se des-place a una zona diferente de la pantorrilla. Mantén esta posición durante 20 segundos y luego cambia de pierna.

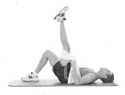

Estiramiento de los músculos de las corvas: Acuéstate boca arriba sobre un tapete con las piernas dobladas. Levanta la pierna izquierda y pasa una toalla alrededor de tu muslo. Mantén el muslo en un ángulo de unos 90 grados (si puedes). Estira la pierna todo lo posible. Mantén esta posición durante 20 segundos y luego cambia de pierna.

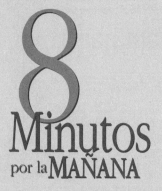

8
Minutos
por la MAÑANA

CUARTA PARTE

Recursos

Engrasa y Adelgaza a lo facilito

Las siguientes páginas te resultarán sumamente útiles desde que comiences el modo de vida planteado por el programa 8 Minutos por la Mañana. Utilízalas para realizar consultas rápidas y guiar tus elecciones diarias de alimentos. Todo está aquí:

- Una exhaustiva Lista de Alimentos que incluye el número de cajitas que corresponden a cada uno de ellos
- Recetas fascinantes y fáciles de preparar que te ayudarán a incorporar verduras a tus comidas sin ningún problema
- El importantísimo menú de la primera semana, que te facilitará muchísimo comer de manera más saludable la primera semana
- Las Tarjetitas Alimenticias, tu póliza de seguros para comer correctamente todos los días

Incluyo dos Tarjetitas Alimenticias en la página 239 que debes fotocopiar, recortar, engrapar y llevar siempre contigo. Haz cuatro copias para que te alcancen una semana, más una extra. ¡Dale la tarjetita extra a una amiga e introdúcela a una nueva vida con el programa 8 Minutos por la Mañana!

Lista de Alimentos

Las siguientes páginas te proporcionarán toda la información que necesitas acerca de los alimentos que puedes comer y los tamaños correctos de las porciones. Cada porción equivale a una cajita de tu Tarjetita Alimenticia. Los valores calóricos (aproximados) fueron determinados por la Asociación Dietética de los Estados Unidos.

Grasas = 45 calorías

Proteínas = 75 calorías

Carbohidratos complejos = 80 calorías

Productos lácteos = 90 calorías

Verduras = 25 calorías

Frutas = 60 calorías

Meriendas (refrigerios, tentempiés) y Antojos = 30 calorías

Grasas
A menos que se especifique algo diferente, marca 1 cajita de Grasas en tu Tarjetita Alimenticia por cada porción que se indica.

Grasas preferentes

Aguacate (palta) (⅛ mediano)

Aliño (aderezo) para ensalada a base de aceite (1 cucharada)

Almendra, crema de (1 cucharada) —MÁS 1 cajita de Proteínas

Almendras crudas (6)

Cacahuate (maní), crema de (2 cucharaditas) —MÁS 1 cajita de Proteínas

Cacahuates (10)

Mayonesa de soya (1 cucharada)

Nuez de la India (anacardo, semilla de cajuil, castaña de cajú) (6)

Oliva, aceite de (1 cucharadita)

Olivas (aceitunas) (10 pequeñas o 5 grandes)

Pacanas (pecans) (4 mitades)

Pasta tahini (2 cucharaditas)

Semilla de lino (linaza), aceite de (flaxseed oil) (1 cucharadita o 4 cápsulas)

Semillas de calabaza (pepitas) (1 cucharada)

Semillas de girasol (1 cucharada)

Semillas de sésamo (ajonjolí) (1 cucharada)

Grasas que deben reducirse al mínimo

Coco (2 cucharadas)

Crema agria (2 cucharadas)

Crema agria de calorías reducidas (3 cucharadas)

Half-and-half (2 cucharadas)

Maíz, aceite de (1 cucharadita)

Manteca (1 cucharadita)

Manteca vegetal (1 cucharadita)

Mantequilla batida (2 cucharaditas)

Mantequilla de barrita (1 cucharadita)

Mantequilla de calorías reducidas (1 cucharada)

Mayonesa (1 cucharadita)

Mayonesa de calorías reducidas (1 cucharada)

Queso crema (1 cucharada)

Queso crema de calorías reducidas (2 cucharadas)

Proteínas

A menos que se especifique algo diferente, marca 1 cajita de Proteínas en tu Tarjetita Alimenticia por cada porción que se indica. Si realizas selecciones más altas en grasa tendrás que marcar 1 ó 2 cajitas de Grasas además de la de Proteínas. Las fuentes cárnicas de proteínas se refieren a porciones cocinadas, ya que la carne cruda se reduce de tamaño cuando se cocina. Una pechuga de pollo cruda de 4 onzas (112 g) baja a 3 onzas (84 g) cuando se cocina.

Proteínas preferentes

•Alimentos derivados de la soya

Frijoles (habichuelas) de soya, cocidos (½ taza)

Hamburguesa de soya (½ hamburguesa)

Hot dog de soya (1)

Leche de soya enriquecida y semidescremada al 1 por ciento *(low-fat soy milk)* o descremada *(fat-free soy milk)* (8 onzas/240 ml)

Proteína texturizada de soya (1 cucharadita o 1 onza/28 g)

Queso de soya (1 onza)

Tofu (½ taza)

•Carne de ave

Pollo o pavo (chompipe), carne blanca sin pellejo (1 onza/28 g)

Pollo o pavo, carne oscura sin pellejo (1 onza) —MÁS 1 cajita de Grasas

•Frijoles (habichuelas) y legumbres

Colorados cocidos (½ taza)

Chícharos (guisantes, arvejas) partidos, cocidos (½ taza)

Garbanzos cocidos (½ taza)

Habas *(lima beans)* cocidas (½ taza)

Habas (frijoles, habichuelas, alubias) blancas cocidas (½ taza)

Hummus (¼ taza) —MÁS 1 cajita de Grasas

Lentejas cocidas (½ taza)

Negros cocidos (½ taza)

Pintos cocidos (½ taza)

Refritos, preparados con grasa (⅓ taza) —MÁS 1 cajita de Grasas

Refritos sin grasa (⅓ taza)

•Huevos

Huevo, claras de (3)

Huevo entero (1)

Huevo, sustituto de (¼ taza)

•Pescado y mariscos

Mariscos

Almejas (2 onzas/56 g)

Ástaco (cangrejo del río, *crawfish* o *crayfish*) (2 onzas)

Camarón (2 onzas)

Cangrejo (jaiba) (2 onzas)

Langosta (2 onzas)

Ostras (ostiones) (6 medianas)

Vieiras (escalopes, *sea scallops*) (2 onzas)

Pescado de lata

Atún blanco (albacora) en agua (¼ taza)

Salmón en agua (¼ taza)

Sardinas en agua (2 medianas)

Pescado fresco o congelado

Atún (1 onza/28 g)

Lenguado (1 onza)

Lubina (robalo, corvina) (1 onza)

Pescado frito (1 onza) —MÁS 1 cajita de Grasas

Pez espada (1 onza)

Platija (1 onza)

Salmón (1 onza)

Proteínas que deben reducirse al mínimo

• Carnes

Bistec *round* (1 onza/28 g)

Bistec *sirloin* (1 onza)

Chivo (1 onza)

Chuleta de ternera o un trozo de esta para asar (1 onza)

Falda de res *(skirt steak)* (1 onza)

Hot dog de carne de res, carne de cerdo o ambas (1) —MÁS 2 cajitas de Grasas

Jamón ahumado o fresco (1 onza)

Lomo *(tenderloin)* (1 onza)

London broil (1 onza)

Pierna de cordero (1 onza)

Tocino (1 rebanada) —MÁS 1 cajita de Grasas

Carbohidratos complejos

A menos que se especifique algo diferente, marca 1 cajita de Carbohidratos complejos en tu Tarjetita Alimenticia por cada porción que se indica. Si realizas selecciones más altas en grasa tendrás que marcar 1 ó 2 cajitas de Grasas además de la de Carbohidratos complejos. Si no encuentras algún carbohidrato complejo en especial en la lista, marca 1 cajita por cada porción de ½ taza de cereales, granos, pasta o verduras que contengan féculas. Recuerda que los productos integrales son lo ideal, pero si comes fuera o andas de viaje y no hay productos integrales, las versiones no integrales son aceptables con moderación.

Carbohidratos preferentes

•Cereales y granos integrales

Alforjón (trigo sarraceno, *buckwheat*, sémola, *kasha*) cocido (½ taza)

Arroz *basmati* cocido (⅓ taza)

Arroz integral *(brown rice)* cocido (⅓ taza)

Arroz silvestre *(wild rice)* cocido (⅓ taza)

Cebada cocida (½ taza)

Cereal caliente (½ taza)

Cereal frío con edulcorante (½ taza)

Cereal frío sin edulcorante (¾ taza)

Cuscús cocido (½ taza)

Germen de trigo (3 cucharadas)

Granola baja en grasa (½ taza)

Sémola *(grits)* de maíz descascarado, cocida (½ taza)

Trigo *bulgur* cocido (½ taza)

•Harina integral

Harina *matzo* (⅓ taza)

Harina multiuso de trigo integral (2½ cucharadas)

Maicena (2 cucharadas)

•Panes integrales

Bagel (½ *bagel* de 2 onzas/56 g)

Muffin inglés (½)

Pan (1 onza/28 g o 1 rebanada)

Pan árabe (pan de *pita*) de 6 pulgadas (15 cm) (½)

Panecillo para cenar (1 pequeño)

Panecillo para hamburguesa (½)

Tortilla de harina de trigo de 7 pulgadas (17.5 cm) (1)

Tortilla de maíz de 6 pulgadas (1)

Waffle sin grasa (1)

- **Pasta integral**

Espaguetis de trigo integral cocidos (½ taza)

Espaguetis integrales cocidos (½ taza)

Carbohidratos que deben reducirse al mínimo

- **Verduras feculentas**

Batata dulce (camote) (⅓ taza)

Calabaza (calabaza de Castilla) (½ taza)

Chícharos (guisantes, arvejas) (½ taza)

Maíz (elote, choclo) (½ taza)

Maíz, mazorca de (1 mazorca de 6 pulgadas/15 cm)

Papa al horno (1 pequeña)

Papa, puré de (½ taza)

Papa, puré instantáneo de (⅓ taza)

Papas a la francesa (10) —MÁS 1 cajita de Grasas

Yuca (mandioca) hervida (½ taza)

- **Galletas (*crackers*)**

Galletas de trigo integral (2 a 5)

Galletas saladas *saltines* (6)

Galletas con sabor a ostra (ostión) (24)

Tostadas *Melba* (4 rebanadas)

Productos lácteos
Cada porción de productos lácteos contiene 90 calorías. En el caso de las porciones de queso que tengan de 56 a 80 calorías por onza (28 g), marca 1 cajita de Productos lácteos y 1 de Grasas por cada onza, a menos que se especifique algo diferente. En cuanto a las porciones de queso derivado de leche entera (más de 80 calorías por onza), marca 1 cajita de Productos lácteos y 2 de Grasas, a menos que se especifique algo diferente.

Leche y productos derivados de la leche

Leche de grasa entera (8 onzas/240 ml) —MÁS 2 cajitas de Grasas

Leche deslactosada y semidescremada al 1 por ciento o descremada (8 onzas)

Leche de soya enriquecida y semidescremada al 1 por ciento *(low-fat soy milk)* o descremada *(fat-free soy milk* o *nonfat soy milk)* (8 onzas)

Leche en polvo descremada (⅓ taza)

Leche semidescremada al 1 por ciento *(low-fat milk)* o descremada *(fat-free milk* o *nonfat milk)* (8 onzas)

Yogur bajo en grasa o sin grasa, de sabores (8 onzas) —MÁS 1 cajita de Frutas y 2 cajitas de Meriendas y Antojos

Yogur congelado bajo en grasa o sin grasa (½ taza)

Yogur natural bajo en grasa o sin grasa (8 onzas)

Yogur natural de leche de grasa entera (8 onzas) —MÁS 2 cajitas de Grasas

Queso (55 calorías o menos por onza/28 g)

Amarillo (1 onza)

Cheddar (1 onza)

Feta (1 onza)

Monterey Jack (1 onza)

Muenster (1 onza)

Parmesano rallado (1 cucharada)
Provolone (1 onza)
Requesón bajo en grasa o sin grasa (¼ taza)

Ricotta bajo en grasa o sin grasa (¼ taza)
Soya, todas las variedades (1 onza)
Suizo (gruyere) (1 onza)

Verduras

Esta sección incluye dos tipos de verduras: las verduras con límite, que cuentan con más calorías, y las sin límite. Puedes comer todas las verduras sin límite que quieras sin marcar ninguna cajita de Verduras en tu Tarjetita Alimenticia. Las verduras que contienen mucha fécula no aparecen en esta lista sino en la de los Carbohidratos complejos.

Por cada porción de "Verduras con límite" marca 1 cajita de Verduras en tu Tarjetita Alimenticia. En todos los casos 1 porción equivale a 1 taza de verduras crudas o ½ taza de verduras cocidas, a menos que se especifique algo diferente.

Verduras con límite

Alcachofa (½ mediana)
Algas marinas crudas
Berenjena
Berzas (bretones, posarmos, *collard greens*)
Brócoli
Cebolla
Chayote
Chirivías (pastinacas)
Chucrut
Coles (repollitos) de Bruselas
Coliflor
Colinabo
Col rizada
Comelotodo (arveja china, *snow pea*)
Espárragos
Habichuelas verdes (ejotes, habichuelas tiernas)
Nabos
Pepinillos en vinagre (1½ grande)
Pimientos (ajíes, pimientos morrones)
Puerros (poros)
Remolachas (betabeles)
Sopa de verduras sin grasa y baja en sodio (½ taza)

Tirabeques (chícharos, guisantes, arvejas mollares)
Tomate (jitomate) (1 mediano)
Tomate, pasta de (3 cucharadas)
Tomate, puré de (½ taza)
Tomate, salsa de (½ taza)
Tomates de lata (½ taza)
Tomatillo (tomate verde) crudo (1 mediano)
Zanahorias

Verduras sin límite

Ajo
Apio
Berros
Brotes de alfalfa
Cebollas verdes
Chile jalapeño y otros chiles
Espinacas
Hongos
Lechuga, cualquier tipo
Pepino
Rábanos
Repollo (col)
Zucchini (calabacita)

Frutas

A menos que se especifique algo diferente, marca 1 cajita de Frutas en tu Tarjetita Alimenticia por cada porción que se indica. Si no encuentras alguna fruta en especial en la lista, marca 1 cajita por cada fruta fresca de pequeña a mediana, ½ taza de fruta de lata o ¼ taza de fruta seca.

Fruta con límite

Albaricoques (chabacanos, damascos) (4)

Arándano agrio *(cranberry)*, jugo de (½ taza)

Arándanos (¾ taza)

Cantaloup (melón chino) (⅓ melón o 1 taza de cubitos)

Cerezas (12 grandes)

Ciruelas (2 medianas)

Ciruelas secas (ciruelas pasas) (2)

Cóctel de frutas (½ taza)

Frambuesas (1 taza)

Fresas (1 taza)

Kiwi (1 grande)

Manzana, compota de, sin edulcorante (½ taza)

Manzana, jugo de (½ taza)

Manzana verde o roja (1 mediana)

Melocotón (durazno) (1 mediano)

Melón tipo *honeydew* (⅓ melón o 1 taza de cubitos)

Naranja (china) (1 mediana)

Naranja, jugo de (½ taza)

Pasas (2 cucharadas)

Pera verde (1 pequeña)

Piña (ananá) de lata en su jugo (⅓ taza)

Plátano amarillo (guineo, banana) (½ mediano)

Sandía (1 taza de cubitos)

Toronja (pomelo) (½)

Toronja, jugo de (½ taza)

Uvas verdes o rojas (12)

Zarzamoras (¾ taza)

Frutas sin límite

Limones

Limones verdes (limas)

Meriendas y Antojos

Marca 1 cajita de Meriendas y Antojos en tu Tarjetita Alimenticia por cada porción que se indica.

Almíbar (sirope) para panqueque *(pancake, hotcake)*, bajo en calorías (1 cucharada)

Barra congelada de jugo de fruta (1 barra)

Barra de caramelo (1)

Barra de chocolate con leche (1.6 onzas/45 g) —MÁS 1 cajita de Carbohidratos complejos y 3 cajitas de Grasas

Barra de *granola* (1) —MÁS 1 cajita de Grasas

Brownie (1 pedazo de 2" cuadradas/5 cm²) —MÁS 1 cajita de Grasas

Caramelos de chocolate (6 piezas o 1 onza/28 g) —MÁS 1 cajita de Meriendas y Antojos y 2 cajitas de Grasas

Caramelos de goma (gomitas, *jelly beans*) (7)

Cocoa en polvo (1 cucharada)

Crema batida no láctea sin grasa (3 cucharadas)

Donut (½) —MÁS 1 cajita de Grasas

Galletas de animalitos (8)

Galletas de barquillo de vainilla (5) —MÁS 1 cajita de Grasas

Galletas de jengibre (3)

Galletas integrales *graham* (de 2½" cuadradas)

Galletas *saltines* sin sal (6)

Galletita *(cookie)* con relleno de crema (2 pequeñas) —MÁS 1 cajita de Grasas

Galletita china *(fortune cookie)* (1)

Galletita de avena (1 mediana) —MÁS 1 cajita de Carbohidratos complejos y 1 cajita de Grasas

Galletitas sin grasa (2 pequeñas)

Gelatina (½ taza)

Helado (½ taza) —MÁS 2 cajitas de Grasas

Helado bajo en calorías (½ taza) —MÁS 1 cajita de Grasas

Magdalena (mantecada, panquecito, *cupcake*) con glaseado (1) —MÁS 1 cajita de Grasas

Malvavisco (1 grande)

Palitos *pretzels* sin sal (10 palitos pequeños)

Palomitas (rositas) de maíz (cotufo) sin grasa (1 taza)

Papitas fritas sin grasa (de 15 a 20)

Papitas fritas sin grasa (6) con salsa (½ cucharada)

Pastel (bizcocho, torta, *cake*) blanco esponjoso sin glaseado (betún) ($\frac{1}{12}$ de pastel)

Pastel con glaseado (betún) (1 pedazo de 1" cuadrada/2.5 cm^2) —MÁS 1 cajita de Grasas

Pastillas de goma (gomitas) (8 pequeñas)

Rollo de regaliz (orozuz) (1)

Salsa de arándano agrio *(cranberry)* (¼ taza)

Sopa de pollo con arroz, preparada con agua (½ taza)

Sorbete (nieve) (¼ taza)

Té herbario con 1 cucharadita de miel (1 taza)

Tortitas de arroz tamaño mini (2)

Totopos (tostaditas, nachos) (de 6 a 12) —MÁS 2 cajitas de Grasas

Totopos sin grasa (de 15 a 20)

Alcohol   Marca 2 cajitas de Grasas por cada porción que se indica.

Bebidas fuertes (ron, vodka, etc.) (1½ onzas/45 ml)

Cerveza (12 onzas/360 ml) —MÁS 1 cajita de Carbohidratos complejos

Cerveza baja en calorías (12 onzas)

Vino (5 onzas/150 ml)

Comida rápida   Las personas con estilos de vida ajetreados y muy activos a menudo tienen que recurrir a algún tipo de comida rápida, ya sea una cena congelada o algún plato de una hamburguesería de comida rápida. Te recomiendo que prepares tus comidas, pero por si no tienes tiempo te doy una muestra de lo que debes marcar en tus Tarjetitas Alimenticias para diferentes combinaciones de comida.

Burritos con pollo (2): 2 cajitas de Grasas, 2 cajitas de Proteínas, 4 cajitas de Carbohidratos complejos

Cena congelada de bistec *Salisbury* con *gravy* (11 onzas/308 g): 2 cajitas de Grasas, 2 cajitas de Proteínas, 2 cajitas de Carbohidratos complejos

Cena congelada de pavo (chompipe) con *gravy*, puré de papas y aliño (aderezo) (11 onzas): 2 cajitas de Grasas, 2 cajitas de Proteínas, 2 cajitas de Carbohidratos complejos

Hamburguesa normal (1): 2 cajitas de Grasas, 2 cajitas de Proteínas, 2 cajitas de Carbohidratos complejos

Hot dog con pan (1): 1 cajita de Grasas, 1 cajita de Proteínas, 1 cajita de Carbohidratos complejos

Nuggets de pollo (6): 1 cajita de Grasas, 2 cajitas de Proteínas, 1 cajita de Carbohidratos complejos

Papas a la francesa (de 20 a 25): 2 cajitas de Grasas, 2 cajitas de Carbohidratos complejos

Pechuga y alón de pollo frito (1 de cada): 2 cajitas de Grasas, 4 cajitas de Proteínas, 1 cajita de Carbohidratos complejos

Pizza con alguna carne fría (3 rebanadas pequeñas): 2 cajitas de Grasas, 2 cajitas de Proteínas, 2 cajitas de Carbohidratos complejos

Pizza de pan delgado con queso (3 rebanadas pequeñas): 1 cajita de Grasas, 2 cajitas de Proteínas, 2 cajitas de Carbohidratos complejos

Sándwich (emparedado) de pescado con salsa tártara (1): 3 cajitas de Grasas, 1 cajita de Proteínas, 3 cajitas de Carbohidratos complejos

Sándwich tipo *sub* o *hoagie* (de 6 pulgadas/15 cm): 1 cajita de Grasas, 2 cajitas de Proteínas, 3 cajitas de Carbohidratos complejos, 1 cajita de Verduras

Taco con envoltura dura (6 onzas/168 g): 2 cajitas de Grasas, 2 cajitas de Proteínas, 2 cajitas de Carbohidratos complejos

Taco con envoltura suave (3 onzas/84 g): 1 cajita de Grasas, 1 cajita de Proteínas, 1 cajita de Carbohidratos complejos

Alimentos, condimentos y bebidas adicionales No marques ninguna cajita.

Agua carbonatada o agua mineral con gas (¡agrégale limón verde (lima) o limón para conseguir un estupendo sabor!)

Agua tónica

Condimentos: Mostaza, *catsup (ketchup)*, salsa *barbecue*, salsa para bistec, aliño (aderezo) para ensalada sin grasa (3 cucharadas al día)

Refresco (soda) de dieta con aspartame y sacarina (2 al día)

Té verde o té herbario o café descafeinado (2 al día)

Aceite antiadherente en aerosol

Salsas: Salsa *Tabasco*, salsa de chile, pico de gallo, salsa picante

Hierba dulce del Paraguay *(stevia)* (un edulcorante natural que se encuentra en todas las tiendas de productos naturales)

Una semana del programa Engrasa y Adelgaza

El siguiente menú contiene el número exacto de calorías y la selección de alimentos que debes comer durante la *primera semana* de tu programa 8 Minutos por la Mañana. Te pido encarecidamente que utilices este menú de "comienzo rápido" como guía para la primera semana. Para la segunda, tercera y cuarta semanas en adelante tendrás que consumir el número apropiado de calorías del Sistema de Tarjetitas Alimenticias (véase la página 78). Puedes pasar algunas porciones de alimentos a otras comidas si lo deseas; la única regla inalterable es que no muevas las grasas. Debes comer grasa con cada comida. También puedes repetir o "combinar" los desayunos, los almuerzos o las cenas como quieras.

Día Nº 1

Desayuno: 3 claras de huevo revueltas, 1 rebanada de pan tostado con 1 cucharadita de aceite de semilla de lino (linaza, *flaxseed oil*) o aceite de oliva, 1 taza de leche de soya, ½ toronja (pomelo) y 1 taza de té verde o café descafeinado (1 Proteínas, 1 Carbohidratos complejos, 1 Grasas, 1 Productos lácteos, 1 Frutas)

Almuerzo: 1 *hot dog* de soya en un pan con mostaza y/o *catsup (ketchup)*, ½ taza de maíz (elote, choclo), 1 ensalada grande de verduras de hoja verde con 1 cucharadita de aceite de semilla de lino, ½ taza de yogur congelado bajo en grasa, 1 rollo de regaliz (orozuz) (1 Proteínas, 2 Carbohidratos complejos, 2 Verduras, 1 Grasas, 1 Productos lácteos, 1 Meriendas/Antojos)

Cena: ½ sándwich (emparedado) de tocino, lechuga y tomate (jitomate) con aguacate (palta) (1 rebanada de pan con 1 onza/28 g de tocino de pavo/chompipe, lechuga con repollo, tomate y ⅛ aguacate), 1 taza de sopa de tomate y 1 refresco (soda) de "dieta" (1 Carbohidratos complejos, 1 Proteínas, 2 Verduras, 1 Grasas)

Merienda (refrigerio, tentempié): 1 taza de palomitas (rositas) de maíz (cotufo) hechas a presión (1 Meriendas/Antojos)

Día Nº 2

Desayuno: ¼ taza de cereal *Uncle Sam* con 1 taza de leche de soya, 1 huevo duro, 1 cucharadita de aceite de semilla de lino, 1 plátano amarillo (guineo, banana) pequeño o ½ plátano amarillo mediano, 1 taza de té verde o café descafeinado (1 Carbohidratos complejos, 1 Productos lácteos, 1 Proteínas, 1 Grasas, 1 Frutas)

Almuerzo: 1 taza de sopa de lentejas con 1 cucharadita de aceite de semilla de lino, 1 panecillo integral mediano, 1 plato grande de verduras al vapor, ½ taza de yogur congelado bajo en grasa, 1 galletita china (*fortune cookie*) y 1 vaso de agua tónica (1 Proteínas, 1 Grasas, 1 Carbohidratos complejos, 2 Verduras, 1 Productos lácteos, 1 Meriendas/Antojos)

Cena: Ensalada de pasta con atún (¼ taza de atún blanco/albacora en agua mezclado con 1 cucharada de mayonesa de calorías reducidas, 2 cucharadas de cebolla y pepinillo picados y ½ taza de pasta *penne* cocida, servido todo en un lecho de lechuga), 1 mazorca de maíz (elote, choclo) pequeña (de 6 pulgadas/15 cm), 1 plato grande de verduras al vapor y 1 agua mineral con gas con limón (1 Proteínas, 1 Grasas, 2 Carbohidratos complejos, 2 Verduras)

Merienda: 8 galletas de animalitos (1 Meriendas/Antojos)

Día Nº 3

Desayuno: ½ *muffin* inglés tostado con 1 cucharadita de aceite de semilla de lino, 1 *omelette* de 3 claras de huevo con verduras, 1 vaso de leche de soya, 1 manzana y 1 taza de té verde o café descafeinado (1 Carbohidratos complejos, 1 Grasas, 1 Proteínas, 1 Verduras, 1 Productos lácteos, 1 Frutas)

Almuerzo: ½ sándwich (emparedado) de pavo (chompipe) (1 rebanada de pan con 1 onza/28 g de pavo de carne blanca, lechuga, tomate/jitomate y mostaza), 1 taza de sopa de verduras con 1 cucharadita de aceite de semilla lino, ½ taza de yogur congelado bajo en grasa y 1 refresco (soda) de "dieta" (1 Carbohidratos complejos, 1 Proteínas, 2 Verduras, 1 Grasas, 1 Productos lácteos)

Cena: 1 sándwich de lechuga (1 onza de carne blanca de pollo, ½ taza de arroz integral y salsa tipo mexicano envueltos en una gran hoja de lechuga con repollo), 1 ensalada grande de verduras de hoja verde con 1 cucharadita de aceite de semilla de lino, 4 galletas (*crackers*) de trigo integral, 1 malvavisco grande y 1 vaso de agua mineral con gas con limón (1 Proteínas, 2 Carbohidratos complejos, 1 Verduras, 1 Grasas, 1 Meriendas/Antojos)

Merienda: 2 galletitas (*cookies*) sin grasa (1 Meriendas/Antojos)

Día Nº 4

Desayuno: ½ taza de *granola* baja en grasa mezclada con ½ taza de yogur y ¾ taza de ensalada de frutas frescas, 3 claras de huevo revueltas con 1 cucharadita de aceite de semilla de lino y 1 taza de té verde o café descafeinado (1 Carbohidratos complejos, 1 Productos lácteos, 1 Frutas, 1 Proteínas, 1 Grasas)

Almuerzo: 1 papa al horno con pollo (1 papa pequeña al horno cubierta con 1 onza/ 28 g de pechuga de pollo sofrita y cortada en cubitos, 1 onza de queso y salsa tipo mexicano), 1 plato grande de verduras al vapor con 1 cucharadita de aceite de semilla de lino, ½ taza de gelatina y 1 vaso de agua tónica (1 Carbohidratos complejos, 1 Proteínas, 1 Productos lácteos, 2 Verduras, 1 Grasas, 1 Meriendas/Antojos)

Cena: Pasta con salsa de carne (½ taza de pasta cocida con 1 onza de pechuga de pavo/chompipe molida, salsa de tomate/jitomate y ajo), 1 ensalada grande de verduras de hoja verde con 1 cucharadita de aceite de semilla de lino, 1 panecillo para cenar y 1 refresco (soda) de "dieta" (2 Carbohidratos complejos, 1 Proteínas, 2 Verduras, 1 Grasas)

Merienda: 1 taza de palomitas (rositas) de maíz (cotufo) hechas a presión (1 Meriendas/Antojos)

Día Nº 5

Desayuno: ½ taza de avena con 1 taza de leche de soya y 1 cucharadita de aceite de semilla de lino, 1 huevo duro, ½ *bagel* pequeño y 1 taza de té verde o café descafeinado (2 Carbohidratos complejos, 1 Productos lácteos, 1 Grasas, 1 Proteínas)

Almuerzo: 1 taza de chile con carne *(chili)* con 1 cucharadita de aceite de semilla de lino, 1 tortilla integral, 1 plato grande de verduras al vapor, ½ taza de yogur congelado bajo en grasa, 1 rollo de regaliz (orozuz) y 1 vaso de agua mineral con gas con limón (1 Proteínas, 1 Grasas, 1 Carbohidratos complejos, 2 Verduras, 1 Productos lácteos, 1 Meriendas/Antojos)

Cena: Fajitas (1 onza/28 g de pechuga de pollo o carne de res y ¼ taza de cebollas y pimientos sofritos con *Pam* o agua envueltos en una tortilla con tomate/jitomate, lechuga y 2 cucharadas de guacamole), ½ taza de ensalada de fruta y 1 refresco (soda) de "dieta" (1 Proteínas, 2 Verduras, 1 Carbohidratos complejos, 1 Grasas, 1 Frutas)

Merienda: Galletas integrales *graham* (de 2½" cuadradas/6.5 cm²) (1 Meriendas/Antojos)

Día Nº 6

Desayuno: 1 rebanada de pan tostado con 2 cucharaditas de crema de cacahuate (maní) o de almendra, además de 1 onza (28 g) de jamón cocido, ½ taza de yogur natural bajo en grasa mezclado con ½ taza de fresas y 1 taza de té verde o café descafeinado (1 Carbohidratos complejos, 1 Grasas, 1 Proteínas, 1 Productos lácteos, 1 Frutas)

Almuerzo: Pan árabe (pan de *pita*) con atún (¼ taza de atún blanco en agua mezclado con 1 cucharada de mayonesa baja en calorías y servido como relleno para ½ pan árabe con lechuga y tomate/jitomate), 1 taza de sopa de verduras, ½ taza de yogur congelado bajo en grasa, 2 cucharadas de pasas y 1 refresco (soda) de "dieta" (1 Proteínas, 1 Grasas, 1 Carbohidratos complejos, 2 Verduras, 1 Productos lácteos, 1 Meriendas/Antojitos)

Cena: 1 onza de salmón a la parrilla con cebollas y ajo a la parrilla, ½ taza de arroz, una ensalada grande de verduras de hoja verde con 1 cucharadita de aliño (aderezo) a base de aceite, 8 pastillas de goma (gomitas) pequeñas y 1 vaso de agua tónica (1 Proteínas, 1 Carbohidratos complejos, 2 Verduras, 1 Grasas, 1 Meriendas/Antojos)

Merienda: ½ *bagel* pequeño (1 Carbohidratos complejos)

Día Nº 7

Desayuno: 1 burrito (1 tortilla pequeña de trigo integral rellena de 3 claras de huevo revueltas, 1 onza/28 g de queso, 1 cucharadita de aceite de semilla de lino y salsa tipo mexicano), 1 manzana y 1 taza de té verde o café descafeinado (1 Carbohidratos complejos, 1 Proteínas, 1 Productos lácteos, 1 Grasas, 1 Frutas)

Almuerzo: 1 sándwich (emparedado) de pavo (chompipe) con queso fundido (1 rebanada de pan de trigo integral tostado cubierto con 1 onza de pavo de carne blanca y 1 rebanada de queso de soya o normal, asado por 2 minutos), 1 ensalada grande de verduras de hoja verde con 1 cucharadita de aceite de semilla de lino, 1 rollo de regaliz (orozuz) y 1 refresco (soda) de "dieta" (1 Carbohidratos complejos, 1 Proteínas, 1 Productos lácteos, 1 Verduras, 1 Grasas, 1 Meriendas/Antojos)

Cena: Sofrito chino (1 onza de pechuga de pollo o carne de res, 2 tazas de verduras fritas y revueltas constantemente al estilo asiático con agua, pimiento y salsa de soya baja en sodio, servido con ½ taza de arroz integral), 1 ensalada grande de verduras de hoja verde con 1 cucharadita de aceite de semilla de lino, 1 panecillo para cenar y 1 vaso de agua mineral con gas con limón (1 Proteínas, 3 Verduras, 2 Carbohidratos complejos, 1 Grasas)

Merienda: 1 taza de palomitas (rositas) de maíz (cotufo) hechas a presión (1 Meriendas/Antojos)

Las recetas de Jorge

Estas fabulosas recetas saludables, la mayoría de ellas hasta los topes de verduras, te ayudarán a seguir adelante a todo vapor con el programa Engrasa y Adelgaza, de la segunda a la cuarta semanas en adelante.

Sofrito chino de verduras
(1 cajita de Proteínas, 2 cajitas de Verduras)

- ½ taza de salsa de soya baja en sodio
- ½ taza de agua
- ½ taza de *tofu* en cubitos (opcional)
- ½ taza de cebolla blanca picada
- 4 dientes de ajo picados en trocitos
- ½ taza de cabezuelas de brócoli
- 1 cucharada de jengibre fresco picado en trocitos
- ½ taza de zanahorias picadas en rodajas
- ½ taza de hongos (champiñones) picados en rodajas
- ½ taza de comelotodos (arveja china, *snowpea*)
- ½ taza de apio picado en cubitos
- ¼ taza de castañas de agua picadas en rodajas

En un *wok* o una sartén grande, calienta la salsa de soya y el agua a fuego alto. Agrega el *tofu* (si lo estás utilizando), la cebolla y el ajo. Sofríe (saltea) por 2 minutos. Agrega el brócoli, el jengibre y las zanahorias. Sofríe por 4 minutos. Agrega los hongos, los comelotodos, el apio y las castañas de agua. Continúa friendo y revolviendo constantemente al estilo asiático hasta que las verduras estén al punto *(al dente)*. Puedes agregar más agua o salsa de soya si lo deseas. *Para 6 porciones*

Ensalada asiática de brócoli y coliflor
(1 cajita de Verduras, 1½ cajitas de Grasas)

- 3 tazas de cabezuelas de brócoli
- 3 tazas de cabezuelas de coliflor
- 1 cucharada de aceite de oliva
- 2 cucharadas de aceite de sésamo (ajonjolí)
- 4 cucharadas de salsa de soya baja en sodio
- ¾ taza de cebollines (cebollas de cambray) picados
- 4 dientes de ajo picados en trocitos

En una cacerola grande, escalda (blanquea) el brócoli y la coliflor por 3 minutos en 2 cuartos de galón (unos 2 l) de agua hirviendo. Escurre en un colador y lava con agua fría. Mezcla el aceite de oliva, el aceite de sésamo, la salsa de soya, los cebollines y el ajo en un tazón (recipiente) mediano. Incorpora el brócoli y la coliflor. Deja enfriar antes de servir. *Para 6 porciones*

Ensalada de pepino y tomate
(1 cajita de Verduras)

4 tomates (jitomates) italianos pequeños (*plum tomatoes*) picados

3 pepinos, pelados, sin semillas y picados
1 cucharada de aceite de oliva
Sal y pimienta al gusto

En un tazón (recipiente) mediano, mezcla los tomates, los pepinos y el aceite, sazónalos con la sal y la pimienta y déjalos enfriar antes de servir. *Para 6 porciones*

Ensalada de pollo a la parrilla
(2 cajitas de Proteínas, 3 cajitas de Verduras, 1 cajita de Grasas)

2 onzas (56 g) de pechuga de pollo a la parrilla (a la barbacoa)
2 tazas de lechuga
½ taza de tomates (jitomates) picados en cubitos

½ taza de zanahoria rallada
1 cucharada de aliño (aderezo)

En un tazón (recipiente) grande, mezcla el pollo, la lechuga, los tomates y la zanahoria. Agrega el aliño y revuelve bien para cubrir los ingredientes. *Para 1 porción*

Pasta con verduras
(2 cajitas de Carbohidratos complejos, 2 cajitas de Verduras, 1 cajita de Grasa)

1 cucharada de aceite de oliva
½ taza de tomate (jitomate) picado
½ taza de *zucchini* (calabacita) picado en rodajas
½ taza de hongos (champiñones) picados en rodajas

½ taza de albahaca picada
2 dientes de ajo picados en trocitos
Pimienta negra recién molida, al gusto
1 taza de pasta integral cocida

Calienta el aceite en una sartén grande. Sofríe (saltea) el tomate, el *zucchini*, los hongos, la albahaca y el ajo a fuego mediano-alto hasta que estén tiernos. Sazónalos con la pimienta. Sirve las verduras encima de la pasta. *Para 1 porción*

Claras de huevo revueltas
(1 cajita de Proteínas, 1 cajita de Verduras)

¼ taza de tomate (jitomate) picado
¼ taza de cebolla picada
¼ taza de hongos (champiñones) picados

¼ taza de zucchini (calabacita) picado
3 claras de huevo
¼ taza de salsa tipo mexicano

Rocía una sartén mediana con aceite antiadherente en aerosol. Revuelve el tomate, la cebolla, los hongos y el *zucchini* con las claras de huevo. Remata con la salsa. *Para 1 porción*

Ensalada a los tres frijoles
(1 cajita de Proteínas, 2 cajitas de Verduras, 1 cajita de Grasa)

¼ taza de garbanzos cocidos
¼ taza de frijoles (habichuelas) colorados cocidos
½ taza de habichuelas verdes (ejotes, habichuelas tiernas) al vapor

¼ taza de cebolla morada picada
1 cucharadita de aceite de oliva
1 tomate (jitomate) picado en cubitos
1 cucharadita de vinagre balsámico
1 taza de lechuga picada

En un tazón (recipiente) mediano, mezcla bien los garbanzos, los frijoles colorados y las habichuelas verdes con la cebolla, el aceite, el tomate y el vinagre. Sirve sobre la lechuga. *Para 1 porción*
Variación: Puedes utilizar frijoles mixtos de lata.

Pollo asado
(2 cajas de Proteínas)

2 onzas (56 g) de pechuga de pollo deshuesada y sin pellejo
1 cucharada de salvia (*sage*) fresca picada

1 cucharada de romero fresco picado

Precalienta el horno a 325°F (163°C). Rocía el pollo con aceite antiadherente en aerosol. Espolvoréalo uniformemente con la salvia y el romero. Ásalo por 45 minutos o hasta que un termómetro insertado en la parte más gruesa marque 160°F (71°C) y los jugos que salgan no sean rosados. *Para 1 porción*

Burrito

(1 cajita de Carbohidratos complejos, 2 cajitas de Proteínas, 1 cajita de Verduras)

½ taza de frijoles (habichuelas) refritos sin grasa

½ taza de lechuga picada

1 onza (28 g) de queso de soya rallado

1 tortilla de trigo integral (de 7 pulgadas/17.5 cm)

½ taza de salsa tipo mexicano

Envuelve los frijoles refritos, la lechuga y el queso con la tortilla. Coloca la tortilla en una sartén pequeña de hierro fundido y caliéntala a fuego mediano hasta que se vea ligeramente dorada de las dos caras. Retírala y remata con la salsa tipo mexicano. *Para 1 porción*

Pizza de pan árabe

(2 cajitas de Carbohidratos complejos, 1 cajita de Proteínas, 1 cajita de Verduras, 1 cajita de Grasas)

1 cucharadita de aceite de oliva

½ taza de brócoli picado al vapor

½ taza de tomate (jitomate) picado

¼ taza de albahaca fresca picada en cubitos

1 cucharadita de ajo picado en trocitos

1 pan árabe (pan de *pita*) de trigo integral

1 onza (28 g) de queso *mozzarella* de soya rallado

Precalienta el asador (*broiler*) del horno. Calienta el aceite en una sartén mediana. Sofríe (saltea) el brócoli, el tomate, la albahaca y el ajo a fuego mediano-alto. Rellena el pan árabe con esta mezcla y espolvoréalo con el queso. Cocínalo en el asador del horno de 1 a 2 minutos o hasta que el queso se funda. *Para 1 porción*

Sándwich de atún con queso fundido

(1 cajita de Carbohidratos complejos, 2 cajitas de Proteínas, 1 cajita de Grasas)

¼ taza de atún blanco (albacora) en agua

1 cucharada de cebolla morada picada

1 cucharada de pepinillo picado

1 cucharada de mayonesa de calorías reducidas o de soya

1 rebanada de pan de trigo integral

1 onza (28 g) de queso *Cheddar* de soya

Precalienta el asador (*broiler*) del horno. Mezcla el atún con la cebolla, el pepinillo y la mayonesa. Distribuye la mezcla sobre el pan y remata con el queso. Caliéntalo en el asador del horno de 1 a 2 minutos, hasta que el queso se funda. *Para 1 porción*

Sándwich picante de pan árabe con verduras
(2 cajitas de Carbohidratos complejos, 1 cajita de Proteínas, 3 cajitas de Verduras)

3 tazas de verduras picadas
¼ taza de cebolla picada
1 cucharadita de ajo picado en trocitos

1 pan árabe (pan de *pita*) de trigo integral
1 onza (28 g) de queso de soya rallado

Rocía una sartén grande con aceite antiadherente en aerosol. Sofríe (saltea) las verduras, la cebolla y el ajo a fuego mediano-alto. Corta el pan árabe a la mitad y rellena cada mitad con la mezcla. Agrega el queso. *Para 1 porción*

Ensalada de salmón
(1 cajita de Proteínas, 2 cajitas de Verduras, 1 cajita de Grasas)

2 onzas (56 g) de salmón a la parrilla
  (a la barbacoa) o de lata
¼ taza de cebolla morada picada
¼ taza de tomate (jitomate) picado
¼ taza de zanahoria rallada

¼ taza de hongos (champiñones)
  picados en rodajas
1 taza de lechuga picada
1 cucharada de aliño (aderezo) de
  calorías reducidas

En un tazón (recipiente) mediano, mezcla el salmón, la cebolla, el tomate, la zanahoria, los hongos y la lechuga. Agrega el aliño y revuelve bien para cubrir los ingredientes. *Para 1 porción*

Fajitas de pollo
(2 cajitas de Carbohidratos complejos, 1 cajita de Proteínas, 1½ cajitas de Verduras)

2 onzas (56 g) de pechuga de pollo
  picada en rebanadas
½ taza de cebolla picada en rodajas
½ taza de pimientos (ajíes, pimientos
  morrones) rojos picados en rodajas

½ taza de pimientos verdes picados en
  rodajas
  Pimienta negra recién molida al gusto
2 tortillas de trigo integral o de maíz
  (choclo) (de 7 pulgadas/17.5 cm)

Rocía una sartén mediana con aceite antiadherente en aerosol. Sofríe (saltea) el pollo, la cebolla y los pimientos rojos y verdes a fuego mediano-alto. Sazónalos con la pimienta negra. Distribuye la mezcla sobre las tortillas y enróllalas para envolver el relleno. *Para 2 porciones*

El Sistema de Tarjetitas Alimenticias de Engrasa y Adelgaza

Comer los mejores alimentos en las cantidades correctas es el factor clave para tener éxito en el esfuerzo por bajar de peso. Por lo tanto creé las Tarjetitas Alimenticias, que eliminarán todas las dudas que puedas tener.

En primer lugar traza una raya gruesa que cubra la línea punteada que corresponde a tu selección calórica (véase la página 78). En la tarjetita de muestra, la línea está a la derecha de Comienzo Rápido. Las cajitas que se encuentran a la izquierda de la raya gruesa son las porciones de alimentos que puedes disfrutar cada día. Marca las que correspondan al tipo de alimento y la cantidad que comes. En este ejemplo la persona ya tomó el desayuno y el almuerzo recomendados del menú de Comienzo Rápido (en la página 226) más 5 vasos de agua. Las cajitas sin marcar muestran lo que podrá comer a la hora de la cena y como merienda (refrigerio, tentempié). Una vez que todas las cajitas estén marcadas, habras terminado de comer por el resto del día.

En la página siguiente hay dos Tarjetitas Alimenticias en blanco para que las copies y las lleves contigo todo el tiempo. Es más fácil marcarlas sobre la marcha, así que no lo olvides conforme pase el día.

Tu Tarjetita Alimenticia

Dibuja una línea gruesa sobre la línea de puntos a la derecha de tu elección calórica. Todo lo que está a la izquierda es tu consumo alimenticio diario.

Fecha: _____

Comienzo Rápido (Semana Nº1)	1,200	1,400	1,600	1,800	2,000
Grasas	☒☒☐	☐		☐	☐☐	☐
Proteínas	☒☒☐	☐	☐	☐		☐
Carbohidratos complejos	☒☒☒☐	☐		☐	☐	☐
Productos lácteos	☒☒					
Verduras	☒☒☐☐	☐	☐			
Frutas	☒					
Meriendas y Antojos	☒☐				☐	
Agua	☒☒☒☒☒☐☐☐					

www.jorgecruise.com

Instrucciones para las Tarjetitas Alimenticias en blanco: Haz cuatro copias para cada semana. Recórtalas en la línea punteada, júntalas y engrápalas por el extremo superior izquierdo. Llévalas contigo todo el tiempo.

Tu Tarjetita Alimenticia

Dibuja una línea gruesa sobre la línea de puntos a la derecha de tu elección calórica. Todo lo que está a la izquierda es tu consumo alimenticio diario.

Fecha: _____

Comienzo Rápido (Semana Nº1)	1,200 ◄	1,400 ◄	1,600 ◄	1,800 ◄	2,000 ◄
Grasas ☐ ☐ ☐	☐		☐	☐	☐
Proteínas ☐ ☐ ☐	☐	☐	☐		☐
Carbohidratos complejos ☐ ☐ ☐ ☐			☐	☐	☐
Productos lácteos ☐ ☐					
Verduras ☐ ☐ ☐	☐				
Frutas ☐					
Meriendas y Antojos ☐ ☐				☐	
Agua ☐ ☐ ☐ ☐ ☐ ☐ ☐ ☐					

www.jorgecruise.com

Tu Tarjetita Alimenticia

Dibuja una línea gruesa sobre la línea de puntos a la derecha de tu elección calórica. Todo lo que está a la izquierda es tu consumo alimenticio diario.

Fecha: _____

Comienzo Rápido (Semana Nº1)	1,200 ◄	1,400 ◄	1,600 ◄	1,800 ◄	2,000 ◄
Grasas ☐ ☐ ☐	☐		☐	☐	☐
Proteínas ☐ ☐ ☐	☐	☐	☐		☐
Carbohidratos complejos ☐ ☐ ☐ ☐			☐	☐	☐
Productos lácteos ☐ ☐					
Verduras ☐ ☐ ☐	☐	☐			
Frutas ☐					
Meriendas y Antojos ☐ ☐				☐	
Agua ☐ ☐ ☐ ☐ ☐ ☐ ☐ ☐					

www.jorgecruise.com

Conviértete en un astro del adelgazamiento

▌ Envía la historia del éxito que lograste con el programa 8 Minutos por la Mañana a Jorge Cruise y es posible que aparezca en su sitio *web*! Millones de personas podrían verla. No sólo serviría para reconocer tu arduo trabajo sino que también ayudaría a otros a inspirarse para mejorar sus vidas. ¡Prepárate para formar parte de la revolución del adelgazamiento de Jorge!

Esto es lo que debes hacer.

1. Narra tu historia por escrito (por lo menos 150 palabras), contando cómo el programa 8 Minutos por la Mañana te transformó en una persona delgada. Describe cómo era tu vida antes de comenzar el programa y cómo es ahora. Incluye tu estatura, tu peso inicial y tu nuevo peso, así como cuánto tiempo te tomó llegar a tu peso ideal.

2. Incluye dos fotos de cuerpo entero, una "del antes" y la otra "del después". Asegúrate de que tu foto "del después" sea reciente. Puedes enviar las fotos impresas o escaneadas.

3. Manda un correo electrónico (correo e, *e-mail*) con tu historia y fotos a historia@jorgecruise.com o a la dirección postal que aparece en www.jorgecruise.com/correo. Asegúrate de incluir tu nombre, dirección, número telefónico y dirección de correo electrónico.

Como muestra de gratitud por haber enviado tu carta y fotos, entrarás automáticamente al sorteo mensual que Jorge realiza con las historias de éxito. Cada mes, Jorge selecciona personalmente a un afortunado astro del adelgazamiento, quien recibe una sesión telefónica personal de entrenamiento sin costo alguno (el precio normal son 200 dólares). ¡Si resultas seleccionado, Jorge te llamará personalmente! Si envías tus fotos e historia de éxito por correo electrónico, también recibirás un mensaje especial de Jorge con *tips* avanzados acerca de cómo progresar al siguiente nivel con tus ejercicios del programa 8 Minutos por la Mañana.

¡Buena suerte y nuestros mejores deseos!

Acerca del autor

Jorge Cruise, reconocido por *Yahoo!* como experto Nº1 en adelgazamiento para la gente que "no tiene tiempo", el entrenador líder de buena forma física por Internet, ha ayudado a más de 3 millones de personas con vidas ajetreadas y sin tiempo a bajar de peso por medio de su sitio *web* www.jorgecruise.com.

Ningún otro entrenador ha contado con la opinión de tanta gente acerca de los métodos que realmente funcionan para adelgazar rápido y de forma duradera. Esto lo convierte en uno de los entrenadores más actualizados y solicitados tanto por Internet como fuera de este medio. Debido al éxito sin precedentes que ha obtenido en Internet, Jorge apareció en los programas de televisión de *Oprah*, *Cristina*, Lifetime TV, CBS, ABC y Univisión, así como en la revista *People en Español*, *Cristina la Revista*, *Estylo*, *Latina* y el periodico *La Opinión*. Fue nominado Entrenador del Año por IDEA —la asociación nacional de los profesionales de la buena forma física—, y Arnold Schwarzenegger lo nombró asesor especial del Consejo para la Buena Forma Física y los Deportes del Gobernador de California.

Con base en los conocimientos y los títulos que adquirió en la Universidad de California en San Diego (UCSD), la Universidad Dartmouth, el Instituto Cooper para la Investigación sobre los Aeróbicos, la Escuela Estadounidense de Medicina Deportiva (o *ACSM* por sus siglas en inglés) y el Consejo Estadounidense para el Ejercicio (o *ACE* por sus siglas en inglés), Jorge se dedica a crear programas de adelgazamiento divertidos y fáciles de seguir para la gente que no quiere pasar horas en el gimnasio pero desea lucir como si lo hiciera.

Jorge domina el inglés y el español y vive con su familia en el sur de California. Puedes ponerte en contacto con él directamente en coach@jorgecruise.com.

Créditos fotográficos

Foto de la portada © Robert Trachtenberg

Foto de la portada de Cristina Saralegui cortesía de Cristina Saralegui Enterprises

Fotos de la contraportada cortesía de Jorge Cruise

Fotos del interior por Mitch Mandel/Rodale Images, menos las siguientes:

Robert Trachtenberg: pp. 13, 207

Cortesía de Jorge Cruise: pp. xi, 4, 6, 7, 9, 19, 41, 44, 45, 66, 114, 115, 143, 171, 199, 204

Cortesía de Rodale Images: pp. 71, 74

Índice de términos

Las referencias <u>subrayadas</u> indican que la materia del texto se encuentra dentro de las cajitas.

V

Ventaja Emocional, 18–31. *Véase también*
    Motivación
    Charlas al Despertar, 21–22, 85
    Diario de Hoy, 22–23, 87–88
    historias del éxito, 19–20, 45–46, 58–59, 115, 143,
        171, 199, 203–6, 241
Verduras, 72–73
    calorías, 74
    camuflar al cocinar, 148
    cómo cocinar, 124
    feculentas, 221
    con límite, 222
    sín límite, 222
    como merienda, 120, 156
    Tarjetita Alimenticia, 218, 221, 222

Visualización, ejercicio de, 102
Vitaminas, suplemento multivitamínico,
    180
Vuelos (cristos) de mancuernas, 147

Y

Yoga, 203
Yogur
    sustituto de soya, 140
    Tarjetita Alimenticia, 221

Z

Zona del Fracaso, 110

¿*Quieres más?*

Estas fabulosas guías de adelgazamiento le harían muy buena compañía a tu libro.

■ Acerca de Jorgecruise.com

El sitio *web* líder en pérdida de peso para la gente que no tiene tiempo

Desde su lanzamiento en enero de 1998, el sitio *web* www.jorgecruise.com ha proporcionado acceso las 24 horas del día a todo lo que el entusiasta de la pérdida de peso pudiera necesitar: consejos, ideas y relaciones comunitarias. Los comentarios y la información brindados por más de 3 millones de miembros nos permiten crear constantemente nuevos contenidos que cambian las vidas y ayudan a muchas personas muy ocupadas a bajar de peso rápidamente. Nuestro sitio ofrece:

- Soluciones definitivas
- Contenidos amplios y exhaustivos
- Asesoramiento experto
- Herramientas de entrenamiento personalizadas
- Una comunidad activa
- Soluciones en español (www.jorgecruise.com/spanish)
- Transmisiones vía Internet (www.fitnow.com)

Resultados de probada eficacia: Nuestra presencia en Internet nos ha proporcionado un acceso sin precedentes a abundantes informaciones, lo cual significa que los contenidos de www.jorgecruise.com son los más actualizados y de probada eficacia. Obtendrás resultados más rápido porque se basan en los comentarios y la información presentados por más de 3 millones de personas.

Interactividad: Los contenidos de www.jorgecruise.com también integran el concepto de la interactividad vía Internet. Somos los líderes en el nuevo medio. Por primera vez en la historia tienes la oportunidad de interactuar con el mensaje diseñado para producir los resultados que esperas. A través de diagnósticos interactivos, charlas en vivo, grupos de discusión, foros, amigos virtuales, grupos de apoyo, acceso las 24 horas y mucho más tienes la oportunidad de acceder directamente a un apoyo sin precedentes en este campo, que te ayudará a asegurar tu éxito y realmente bajar de peso.

■ Video de ejercicios

¡Experimenta personalmente en casa el dinámico estilo de entrenamiento de Jorge Cruise!

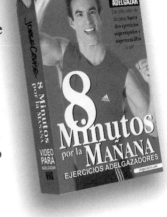

Con este video lleno de energía te sentirás codo con codo con tu asesor en adelgazamiento Jorge Cruise. Él te guiará paso a paso a través de los ejercicios superrápidos para bajar de peso correspondientes a una semana del programa *8 Minutos por la Mañana*™ . No podría ser más fácil.

• La guía ideal para acompañar tu libro
• Sin equipo especial de ejercicios
• Música motivadora y animada que lo hará más divertido

Suplemento para bajar de peso

Recupera el placer de comer con el **Complejo de Aceite de Semilla de Lino totalmente natural de Jorge Cruise**

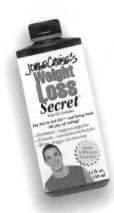

Jorge Cruise's Weight Loss Secret™ (El Secreto Adelgazador de Jorge Cruise) es un complejo totalmente natural de aceite de semilla de lino (linaza, *flaxseed oil*) que te ayudará a controlar el hambre y dará un sabor delicioso a tus comidas. El aceite de semilla de lino contiene las sumamente beneficiosas grasas omega-3, cruciales para bajar de peso con éxito y mantener la salud a largo plazo.

• Sacia el hambre para que no comas en exceso
• Incluye lipasa, la enzima natural quemadora de grasa
• Totalmente natural y sin ningún estimulante

Para obtener más información visita www.jorgecruise.com.